DE L'INFLUENCE

DE LA

POSITION DE LA FEMME

APPLIQUÉE AU TRAITEMENT

DES DÉVIATIONS EN ARRIÈRE DE LA MATRICE

PAR

Charles FRANC
Docteur en médecine de la Faculté de Paris,
Ancien interne provisoire des hôpitaux et de la Maternité de Paris,
Lauréat de la Faculté libre de Lille.

PARIS
A. PARENT, IMPRIMEUR DE LA FACULTÉ DE MÉDECINE
A. DAVY, successeur
52, RUE MADAME ET RUE MONSIEUR-LE-PRINCE, 14

1885

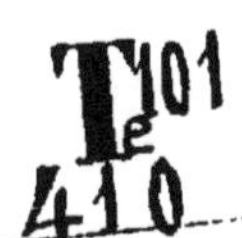

DE L'INFLUENCE

DE LA

POSITION DE LA FEMME

APPLIQUÉE AU TRAITEMENT

DES DÉVIATIONS EN ARRIÈRE DE LA MATRICE

PAR

Charles FRANC

Ancien interne provisoire des hôpitaux et de la Maternité de Paris,
Lauréat de la Faculté libre de Lille.

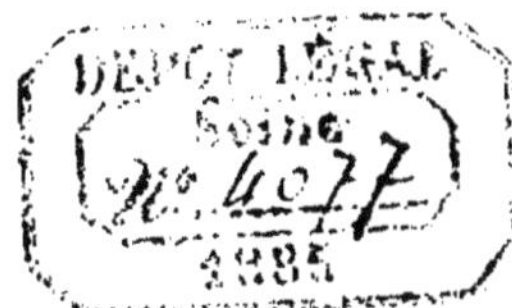

PARIS
A. PARENT, IMPRIMEUR DE LA FACULTÉ DE MÉDECINE
A. DAVY, successeur
52, RUE MADAME ET RUE MONSIEUR-LE-PRINCE, 14

1885

A MON PÈRE

A MA MÈRE

A MES MAITRES DE LA FACULTÉ LIBRE
DE LILLE.

A MON MAITRE

M. le Docteur JUST LUCAS-CHAMPIONNIÈRE

Chirurgien de l'hôpital Tenon.

A MES MAITRES DANS LES HÔPITAUX DE PARIS

MM. les docteurs BERGER, LABADIE-LAGRAVE,
MARCHAND, LABRIC ET VOISIN.

A MON PRÉSIDENT DE THÈSE

M. le PROFESSEUR TARNIER

Chirurgien en chef de la Maternité.

DE L'INFLUENCE

DE LA

POSITION DE LA FEMME

APPLIQUÉE AU TRAITEMENT

DES DÉVIATIONS EN ARRIÈRE DE LA MATRICE

PRÉFACE.

Les déviations utérines et, en particulier, la rétroversion et la rétroflexion, occupent une large part dans la pathologie gynécologique et obstétricale. C'est assurément la maladie la plus fréquente de toutes celles qu'on observe chez les femmes.

C'est pourquoi il n'est guère de maladies où l'on ait préconisé plus de méthodes de traitement, tant pour la réduction de l'utérus dévié, que pour maintenir cet organe dans sa situation normale, une fois cette réduction obtenue.

Ces divers procédés manuels ou instrumentaux, actuellement employés, nous n'avons pas à les énumérer ici : dans ce travail, nous nous sommes uniquement proposé d'envisager un seul point, sur lequel, malgré l'enseignement de maîtres éminents, l'accord ne paraît pas être complet.

L'importance de la position dans le traitement des déviations en arrière de l'utérus, a été, en effet, comme nous le verrons plus loin, bien diversement appréciée et jugée. C'est en consultant les auteurs français et étrangers, en analysant les multiples observations publiées, en venant nous-même y ajouter quelques faits nouveaux, que nous avons cherché de notre mieux à élucider cette question.

Nous avons divisé notre étude en deux parties :

A. Dans la première partie, nous rechercherons l'influence de la position dans le traitement des déviations de l'utérus à l'état de vacuité.

B. Dans la seconde partie, nous aurons en vue l'utérus gravide et les avantages que l'on peut retirer d'une bonne position combinée avec les autres modes de traitement.

Avant d'aborder notre sujet, qu'il nous soit permis d'adresser nos plus sincères remerciements à M. le professeur Tarnier, pour l'honneur qu'il nous fait d'accepter la présidence de cette thèse.

Nous remercions aussi M. Bar, pour les conseils et matériaux qu'il a bien voulu nous fournir.

Que MM. Auvard et Bonnaire, et tous ceux qui se sont intéressés à ce modeste travail, ou nous ont communiqué d'utiles renseignements, reçoivent l'expression de toute notre gratitude.

CHAPITRE PREMIER.

L'utérus présente la forme d'un cône, d'une poire aplatie d'avant en arrière, dont la base ou grosse partie regarde en haut et en avant et dont le sommet tronqué est dirigé en bas et plus ou moins en arrière. Cette dernière portion est située dans le vagin, au fond duquel elle se trouve pour ainsi dire enclavée. La partie supérieure constitue le corps de l'organe ; elle est séparée de la petite partie ou col, par un sillon peu profond, qu'on appelle l'isthme de l'utérus.

Situé dans l'excavation du petit bassin, l'utérus est placé entre la vessie et le rectum, au-dessus du vagin dans lequel il proémine par son col, au-dessous des circonvolutions de l'intestin grêle. Les anses intestinales recouvriraient non seulement le fond de l'utérus, mais elles iraient encore se loger plus ou moins dans les culs-de-sac vésico-utérin et utéro-rectal, formés par le péritoine. Il est, en effet, possible de percevoir, par le toucher, des anses intestinales, descendues dans le repli de Douglas.

Dans la station debout, elles pèsent donc sur le fond de l'utérus, et lui transmettent en outre la pression due à la tension des parois de l'abdomen et la poussée abdominale résultant, soit des mouvements respiratoires, soit du phénomène de l'effort.

Dans sa situation, l'utérus ne présente pas une direction normale entièrement fixe. L'axe de la matrice est essentiellement variable dans sa direction, suivant que la vessie et le rectum sont pleins ou vides, suivant l'état des ligaments qui relient l'organe aux parois du bassin, suivant l'état de rigidité ou d'élasticité plus ou moins grandes du tissu utérin.

Des changements nombreux de position sont occasionnés par la réplétion et l'évacuation de la vessie. Lorsque la vessie est médiocrement dilatée, l'axe de la matrice se dirige de bas en haut et d'arrière en avant : l'utérus est en légère antéversion et se trouve alors parallèle à l'axe du détroit supérieur.

Si la vessie est vide, l'utérus s'incline plus en avant, l'antéversion augmente ; le corps s'abaissant davantage, tandis que le col se dévie en arrière, vers la concavité du sacrum. Si la vessie est pleine, le corps de l'utérus est repoussé en arrière, vers le rectum, son axe s'incline en sens inverse.

Les changements de situation de l'utérus occasionnés par le rectum ne sont, dans l'état normal, que transitoires. La colonne fécale, qui s'accumule de bas en haut, repousse nécessairement en avant la portion vaginale du col qui y est contiguë. Si la vessie est vide et la flexibilité de l'utérus considérable, il en résultera nécessairement, comme le fait remarquer Schultze (1), une augmentation de la flexion.

La matrice est-elle rigide, et la vessie vide? Tout l'organe sera alors poussé en avant. Si, lors de la défécation, la vessie est pleine, si la flexion ne peut se produire, s'il

(1) Traité des déviat. utérines. Traduit par Herrgott. Paris, 1884.

n'y a pas de place pour un déplacement en avant, l'utérus sera redressé et poussé en haut, par la colonne fécale qui glisse de haut en bas.

L'antéversion normale se combine ordinairement avec une flexion plus ou moins prononcée, suivant l'état de régidité ou d'élasticité des parois utérines, suivant l'épaisseur variable de ces mêmes parois. L'utérus de l'enfant est plus flexible que l'utérus de la jeune fille, celui de la femme qui n'a pas eu d'enfants, plus flexible que celle qui en a eu. Après la grossesse, il y a eu déperdition de la flexibilité normale, qui est remplacée peu à peu d'une manière insensible, par une rigidité pathologique. La plus grande flexibilité de l'utérus vierge est peut-être la raison de sa courbure plus grande chez la jeune fille que chez les femmes qui ont eu des enfants. En sorte, qu'on est en droit de dire que l'utérus est légèrement en antéversion et en antéflexion ; l'un des états dominant l'autre, suivant que l'on a affaire à une jeune fille ou à une femme (Schultze).

Les déviations trop prononcées de la matrice sont empêchées d'un côté, par les ligaments qui la relient aux parois du petit bassin, de l'autre, par le plancher périnéal sur lequel repose l'organe. Cependant, tous les ligaments de l'utérus ne sont pas si bien tendus, qu'ils ne permettent à l'organe des mouvements assez marqués, comme nous l'avons signalé plus haut, même quand ils ne sont pas relâchés d'une façon anormale.

Les auteurs décrivent six ligaments : deux latéraux, deux antérieurs et deux postérieurs.

Les ligaments latéraux ou ligaments larges, sont situés

de chaque côté de l'utérus, et formés par un repli du péritoine. Dans son trajet de la vessie au rectum, le péritoine rencontre en effet l'utérus qu'il coiffe, pour ainsi dire, et contient dans son épaisseur; tandis que de chaque côté il s'applique à lui-même et se prolonge ainsi jusqu'aux parois de l'excavation. D'après leur constitution intime, on peut les considérer, non pas seulement comme un simple repli du péritoine, mais comme une expansion des parties latérales de l'utérus, qui y envoient ou en reçoivent des fibres musculaires nombreuses. Par les connexions intimes qu'ils possèdent avec cet organe, ils concourent à le maintenir dans la situation qu'il occupe, ou à l'y ramener lorsqu'il tend à s'en écarter par suite des changements de réplétion ou de vacuité du réservoir urinaire. C'est ainsi qu'ils empêchent la matrice de se renverser en arrière ou de tomber au contraire en avant. De plus, le ligament large d'un côté, contrebalançant celui du côté opposé, l'utérus ne peut se porter ni à droite ni à gauche. Leur influence sur la situation et la direction de ce viscère est donc très grande, mais seulement chez les jeunes filles et chez les jeunes femmes qui n'ont pas été mères. Car les grossesses, et surtout les grossesses répétées, ont pour effet de les allonger; l'extrémité supérieure de la matrice devient alors d'autant plus mobile, que le relâchement est plus considérable.

Les ligaments ronds s'étendent des parties antérieures et latérales de l'utérus, dont ils tirent leur origine, vers l'orifice externe du canal inguinal où ils se terminent. Lorsque la vessie se remplit, ces ligaments se tendent, contribuent à maintenir la concavité que présente alors la face antérieure et empêchent cet organe de basculer en arrière; lorsque la déplétion de la vessie permet à l'utérus de reprendre sa direction normale, l'élasticité de ces ligaments mise en jeu le ramène en avant.

Les ligaments utéro-sacrés s'étendent de la partie postérieure et inférieure de l'utérus aux parties latérales et inférieures du sacrum. Ils sont formés par un repli du péritoine, et par des fibres musculaires lisses, très nombreuses, qui se continuent en avant avec celles de la matrice. En passant sur les côtés du rectum, quelques-unes de ces fibres se perdent dans les parois de l'intestin; d'où le nom de ligaments recto-utérins qui leur a été donné. Ces ligaments contribuent puissamment à maintenir la matrice au centre du bassin.

Outre ces principaux ligaments, l'utérus est encore maintenu dans sa situation normale par d'autres attaches, par son union intime avec le péritoine, et par les faisceaux qui vont de l'utérus à la vessie et au rectum. « La position normale de l'utérus, droite, soulevée, un peu pliée en avant, est due, dit Hildebrand (1), d'une part, au vagin qui forme soutien par ses liens avec le faisceau pelvien, et par les couches rigides de tissu connectif qui s'attachent au bassin, comme aussi par le ressort propre de son tissu ; et, d'autre part, au péritoine, qui prend l'utérus dans un large repli, et qui, après l'avoir enveloppé, se porte au-dessus vers le grand bassin où il adhère solidement aux organes qui s'y trouvent ».

(1) Journ. méd. chir. des maladies des femmes, 1883.

Luschka, dans les ligaments recto-utérins, trouva de solides faisceaux musculaires, indiqués sous le nom de *Rectatores utéri*, et d'une importance considérable. Ils équilibrent la puissance des moyens de fixation de la paroi antérieure, et obvient aux désavantages causés par l'union imcomplète du péritoine à la paroi supérieure. Ce muscle rétracteur se tient dans le grand repli semi-lunaire de Douglas. L'action des éléments contractiles et élastiques des plis de Douglas est celle-ci: ils fixent le col à la paroi pelvienne postérieure et l'en approchent. Ils paraissent donc avoir surtout pour action de maintenir l'antéversion physiologique de l'utérus, et d'empêcher la rétroflexion.

Telles sont les conditions qui assurent la situation normale de l'utérus, tout en permettant des déviations passagères.

Mais la direction de l'axe de l'utérus varie également suivant que, par diverses positions, on donnera au bas sin une inclinaison plus ou moins prononcée. Normalement, la femme étant dans la station debout, l'utérus se trouve en légère antéversion, son axe décrivant même une courbure à concavité dirigée en avant. Cette flexion légère est essentiellement l'effet de la pression intra-abdominale. Aussitôt qu'a eu lieu l'évacuation de la vessie, que le fond de l'utérus se dirige en avant, la surface postérieure subit la pression intra-abdominale : il se produit alors une flexion d'autant plus marquée que le fond du vagin est plus rigide; ce qui empêche le col de se placer dans la direction du reste de l'organe. A la pression des anses intestinales s'ajoute, dans ce cas, le poids de l'utérus lui-même, dont la grosse extrémité s'abaisse en avant, à mesure que la vessie se vide.

Il est incontestable que, si nous faisons prendre à la femme une autre position, nous pouvons, à des degrés divers, modifier, annihiler ou même intervertir l'influence de la pression abdominale et du poids de l'organe, de façon à provoquer des changements de situation notables de la matrice, changements qui doivent être compris dans la description de la situation normale de l'utérus.

Lorsque la femme est couchée sur le dos, le bassin fortement relevé, de façon a avoir un plan incliné, nous forçons les viscères abdominaux, les anses intestinales, qui entouraient le fond de l'organe et pressaient sur lui, à refluer vers le diaphragme; nous libérons la matrice qui s'élève, elle aussi, et permettons à sa grosse extrémité, de suivre l'impulsion qui lui a été donnée. Nous pourrions ainsi donner à l'utérus une situatiou opposée à l'antéversion normale, si l'organe n'était maintenu par les attaches puissantes qui le relient à la vessie et à la paroi antérieure du bassin : on corrige ainsi seulement, et dans une certaine mesure, l'antéversion et l'antéflexion normale.

Quand on place la femme sur les coudes et les genoux, cette situation, elle aussi, diminue ou annihile complètement la pression abdominale; l'utérus subit alors l'effet de son poids, et se trouve porté notablement en avant et en haut.

Nous verrons plus loin que l'effet de ces diverses positions est tout différent, lorsque l'utérus présente une situation anormale.

CHAPITRE II.

En dehors des déplacements normaux qui se produisent suivant les attitudes du corps, suivant l'état de vacuité ou de réplétion des réservoirs auxquels il est interposé, l'utérus, dans certains cas, éprouve des déviations permanentes, qui se caractérisent par des symptômes et des troubles fonctionnels variés.

Selon que ces déplacements morbides portent sur la totalité ou seulement sur la partie supérieure de l'organe, on dit qu'on a affaire à une version ou à une flexion de la matrice. La distinction théorique des flexions et versions se trouve rarement réalisée dans la pratique: rarement l'un de ces deux états se présente seul. Cette coïncidence fréquente explique pourquoi les flexions et les versions ont été si longtemps confondues: d'ailleurs nous n'avons nul besoin ici, de les envisager séparément.

On distingue quatre espèces principales de déviations, suivant que le fond de l'organe se porte en avant, antéversion ou antéflexion; sur les côtés, latéroversion droite ou gauche; en arrière, rétroversion ou rétroflexion: nous ne nous occuperons que de cette dernière.

Sous le nom de *rétroversion*, on désigne la situation stable du fond de l'utérus en arrière, en l'absence de toute flexion : *rétroflexion*, la situation stable de l'utérus en arrière, avec flexion sur la surface postérieure de l'organe. Schultze distingue aussi une rétroversion avec flexion de l'organe sur sa surface postérieure ; en sorte qu'on peut avoir, *rétroversion avec antéflexion* et *antéversion avec rétroflexion*.

Les déviations en arrière de l'utérus peuvent être divisées de diverses manières : on distingue les déviations congénitales et celles qui sont acquises. Il y a aussi divers degrés de la rétroversion et de la rétroflexion : le fond de l'utérus peut en effet descendre plus ou moins bas, et correspondre, soit à la dernière vertèbre lombaire, soit à une vertèbre sacrée ou au coccyx.

La rétroversion et la rétroflexion *subite*, brusque est bien plus rare, l'utérus étant à l'état de vacuité, que dans les cas d'utérus gravide : et même alors, Combarieu (1) soutient que dans beaucoup de rétroversions à forme brusque, il s'agit de rétroversions latentes, existant déjà depuis longtemps avant la grossesse, et se manifestant soudain, à l'occasion d'un traumatisme, ou par le fait seul du développement de l'utérus.

On ne saurait nier cependant la brusque production des déviations en arrière de l'utérus gravide (rétroversion ou rétroflexion) ; et cette formation est facile à comprendre dans les premiers mois de la grossesse, alors que l'utérus n'a pas encore dépassé le détroit

(1) Pathogénie de la rétrov. de l'utérus gravide. Th. Paris, 1885.

supérieur. En effet, l'augmentation de volume se fait surtout aux dépens du corps de l'organe ; le col reste presque stationnaire, ou plutôt, au début, il se ramollit; et cette diminution dans la consistance, dans la rigidité de ses fibres, est une nouvelle cause qui augmentera la tendance de l'utérus à s'infléchir, si les ligaments, les attaches antérieures, sont impuissants à maintenir l'organe dans sa situation normale. On a publié de multiples observations où la réduction s'obtenait avec une facilité telle, que la présence d'adhérences ne pouvait être admise ; et, quoique nous reconnaissions l'influence considérable des adhérences, ces faits sont signalés en si grand nombre, que nous devons admettre, comme assez fréquente, la formation brusque des déviations de l'utérus gravide sans adhérences concomitantes.

La forme brusque de rétroversion ou rétroflexion de l'utérus à l'état de vacuité est, en somme, un fait rare. La cause en est la pression abdominale, subitement augmentée par des vomissements violents, le soulèvement d'un fardeau, un coup ou une pression violente sur le ventre, une chute du corps sur la région sacrée. Pour que l'utérus, dans ces circonstances, dit Schultze (1), se mette en rétroversion ou en rétroflexion, il faut que la vessie se trouve remplie ; dans ces cas seulement l'augmentation de la pression abdominale peut s'exercer sur la surface antérieure de l'utérus ;

(1) Loc. cit.

quand le réservoir est vide, ces causes ne peuvent qu'augmenter l'antéversion normale.

Le plus souvent, les déviations en arrière se font chroniquement, et sont dues à des causes multiples.

En dehors des déviations occasionnées par des tumeurs, Schultze (1) distingue cinq espèces différentes au point de vue étiologique et anatomique.

1° *Rétroversion causée par arrêt de développement infantile ou la régression sénile vicieuse.* — Le raccourcissement congénital de la paroi vaginale antérieure, par exemple, rend inévitable la rétroversion de l'utérus quand la vessie se remplit, alors qu'à l'état normal elle ne repousse l'utérus qu'en arrière; si un utérus ainsi conformé est atteint de métrite, la rétroversion reste stable, même quand la vessie est vide.

2° *Rétroflexion, suite de la fixation du col en avant par le raccourcissement de brides cicatricielles entre l'utérus, la vessie et la paroi postérieure, à la suite de paramétrite antérieure.*

3° *Rétroversion par fixation du col en arrière et en haut, l'utérus étant devenu roide par suite de métrite.*

4° *Rétroflexion, suite d'allongement de la paroi antérieure de l'utérus.* — Un raccourcissement de la paroi postérieure ou un allongement de la paroi antérieure produisent nécessairement une flexion légère ou une flexion aiguë sur la surface postérieure.

(1) Loc. cit.

5° *Rétroversion ou rétroflexion, suite du relâchement des ligaments de l'utérus.* — La cause anatomique de la rétroversion et de la rétroflexion de beaucoup la plus fréquente est le relâchement des moyens de fixation de l'utérus. De tous les moyens d'union de l'utérus, celui qui contribue le plus à rendre à l'utérus la situation antéfléchie, après chaque évacuation du rectum, c'est sa fixation du col en arrière par les plis de Douglas et du muscle rétracteur de l'utérus qu'ils renferment. Car, si la rétractibilité des ligaments de Douglas est perdue, le col, poussé en avant lors de la réplétion de la vessie et du rectum, s'y maintient après l'évacuation de ces deux réservoirs, en sorte que la matrice se trouve dans une position dans laquelle la pression intra-abdominale et celle des organes de la cavité agissent plus sur la surface antérieure de l'organe que sur sa surface postérieure; le fond de l'utérus est alors poussé vers la cavité du sacrum.

Le relâchement des ligaments ronds joue aussi, d'après certains auteurs, un rôle important dans la production des descentes, du prolapsus de l'utérus, et dans la formation des déviations en arrière. C'est en se basant sur cette théorie qu'Alexander (1) a préconisé la guérison radicale de ces déviations par le raccourcissement des ligaments ronds. Au niveau des deux orifices inguinaux, il dissèque et libère l'extrémité de ces liga-

(1) A new method of treating inveterate and troublesome desplacements of the uterus. (Med. Tims and Gaz. Vol. 1er, p. 327, 1882.)

ments, qu'il fait glisser à travers le canal inguinal par des tractions douces et modérées, jusqu'à ce que le doigt, introduit dans le vagin, reconnaisse que l'utérus a repris sa place normale.

Dans la plupart des causes que nous avons signalées, la métrite paraît jouer un rôle des plus importants; l'origine d'un grand nombre de rétroflexions peut être rapportée à une métrite provoquée par un état puerpéral. L'utérus en puerpéralité, qui est lourd, subit plus énergiquement l'effet de son poids que dans un autre temps. A la fin de la première semaine, l'utérus est déjà devenu assez petit pour que le fond de l'organe trouve de la place dans le petit bassin. Son poids est encore de 500 grammes, tandis que l'utérus virginal ne pèse que 30 à 50 grammes. A ce moment, la situation prolongée sur le dos est une condition mécanique favorable à la rétroversion.

« Il y a lieu d'admettre en effet (1) que le décubitus dorsal est pour beaucoup dans le développement de la rétroversion, et si celle-ci est la plus commune des déviations utérines d'ordre morbide, la raison vraisemblable est l'obligation où se trouve la femme de prendre, quand elle souffre d'accidents inflammatoires ou puerpéraux, la position couchée sur le dos. Dans cette situation, la matrice, augmentée de volume, tend naturellement à tomber dans l'excavation, derrière la masse intestinale, et à s'y fixer, soit parce que l'involution se

(1) Dict. de méd. et de chir. pratiques. Art. Utérus, par Siredey et Danlos.

fait dans cette attitude vicieuse, soit parce que les adhérences s'organisent devant elle dans cette situation. Huguier a signalé la rétroversion chez deux femmes que des fractures immobilisaient dans le décubitus dorsal, et Robert l'a vue résulter d'un mécanisme analogue chez une paraplégique et une typhoïdique. Il est à peine utile d'ajouter que toute cause capable d'augmenter le poids de l'utérus et d'affaiblir ses ligaments (métrite, congestion, engorgement, fibrome, etc.) facilitera l'action des causes extérieures. »

Au bout d'un temps plus ou moins long, les parois de l'utérus rétrofléchi subissent dans leur structure d'importantes modifications. Au niveau de l'angle de la flexion, la paroi utérine s'atrophie, présente par places un certain degré de sclérose. Ces lésions secondaires expliquent la fixité de la déviation ; elles rendent compte de la résistance parfois invincible que l'on rencontre dans les tentatives de réduction de l'organe. On peut encore rencontrer des lésions d'une gravité toute spéciale au point de vue du traitement et des résultats qu'on peut en obtenir : telles sont les adhérences de la surface péritonéale du corps de l'utérus avec la paroi antérieure du rectum, les brides entre le corps de la matrice et la paroi du bassin, les raccourcissements cicatriciels paramétriques.

Ces lésions diverses ne se produisent pas d'emblée ; elles peuvent même manquer. Il est certain de ces cas où la rétroversion passe complètement inaperçue. D'autres fois, au moment des règles, une légère inflammation se produit, quelques troubles fonctionnels apparaissent, mais tout rentre dans l'ordre après la terminaison de l'époque menstruelle. A un degré plus prononcé, les phénomènes inflammatoires durent plus ou moins longtemps après la disparition des règles, et il arrive un moment, hâté souvent par une imprudence, où les troubles persistent d'une façon continue, avec des périodes d'acuité à chaque retour des règles. L'état de métrite est alors continuel, l'inflammation peut s'étendre, des péritonites circonscrites se former, et les exsudats qui en résultent peuvent, pendant la période de résorption, former des adhérences qui attirent et maintiennent en arrière la matrice.

Par l'énumération rapide des causes périodiques qui peuvent provoquer la rétroversion ou la rétroflexion de la matrice, nous voyons combien sont variables les lésions que l'on aura à combattre. C'est pourquoi on ne saurait préconiser un traitement exclusif pouvant répondre à toutes les indications. Il ne nous appartient pas de passer ici en revue les divers procédés employés. Nous avons vu l'influence de la position de la femme sur l'utérus en situation normale : il nous sera maintenant plus facile de comprendre comment agit cette même position sur un utérus rétrofléchi et quelles sont les indications thérapeutiques qui peuvent résulter de cette action. Dans la majorité des cas de rétroversion ou de rétroflexion, il sera nécessaire d'instituer un traitement agissant d'une façon méthodique et peu à peu, sans violence, pour éviter de développer une poussée inflammatoire qui serait des plus nuisibles, ou pour ne pas augmenter cet état, s'il existe déjà.

Un des meilleurs adjuvants à ce traitement par les moyens de douceur sera, croyons-nous, une position appropriée.

CHAPITRE III.

Les auteurs anciens et modernes, parlant de la rétroflexion et de la rétroversion de l'utérus à l'état de vacuité, s'étendent plus ou moins longuement sur les différents procédés manuels et instrumentaux, destinés à ramener l'utérus dans sa position normale, sur les multiples pessaires prônés tour à tour pour le maintien de la réduction, une fois celle-ci obtenue. Mais nous ne pouvons ici analyser et comparer ces diverses méthodes. Cette étude a été faite dans maints travaux, et d'ailleurs, les limites que nous nous sommes tracées ne comportent pas une telle digression.

Sans nul doute, on a signalé depuis longtemps déjà l'influence de la position dans le traitement des déviations en arrière de l'utérus. Nous verrons en effet, dans la deuxième partie, que c'est vers la fin du xviiie siècle que Déleurye insista, un des premiers, sur l'importance que l'on doit accorder à la position de la femme, pendant les manœuvres de réduction de l'utérus gravide. Mais, comme lui, tous les auteurs qui abordèrent depuis ce sujet ne s'occupent également de la position qu'au point de vue de l'utérus gravide, mais non de l'utérus à l'état de vacuité. C'est en vain que, dans la plupart des auteurs classiques publiés jusqu'à ces derniers temps, nous avons cherché à nous éclairer sur cette dernière question : aucun n'en dit mot; et ce n'est guère que dans des recueils périodiques récents que nous avons trouvé des travaux se rapportant à la première partie de notre sujet. Les positions que l'on a préconisées dans certains cas sont des plus variées; il en en est même qui ont été abandonnées, par suite de la fatigue qu'elles occasionnaient à la patiente. Pour n'avoir plus besoin d'y revenir, nous allons donner ici même un ensemble général de toutes ces positions, quoique plusieurs, comme celle indiquée par Godefroy, n'aient été employées que dans les cas d'utérus gravide; cela nous dispensera d'y revenir plus tard.

Souvent les malades atteintes de rétroversion se sont aperçues que lorsqu'elles se trouvaient couchées dans leur lit, les phénomènes douloureux et autres étaient moins intenses lorsqu'elles prenaient certaines positions, lorsque, par exemple, elles restaient étendues sur un côté, les cuisses fléchies, lorsqu'elles se couchaient sur le ventre; aussi beaucoup prennent-elles instinctivement cette situation.

M. Bar nous a permis, à ce sujet, de relater le fait suivant :

Appelé auprès d'une malade atteinte de rétroflexion, et traitée depuis longtemps déjà, sans aucun résultat, M. Bar conseille la position génu-brachiale : il essaie de faire comprendre avec ménagements à la patiente ce qu'on attend d'elle. Mais il n'est pas peu surpris d'entendre la malade lui répondre que, s'étant mise par hasard dans cette posture, il y a huit jours, elle ressentit un soulagement manifeste; et que depuis lors, elle prenait d'elle-même, de temps en temps, cette même position.

Ce simple traitement fut continué et suivi d'une grande amélioration.

Instruits par des faits semblables, certains gynécologistes conseillèrent à leurs malades de s'habituer à s'endormir de la sorte pour calmer leurs souffrances ; mais en agissant ainsi, ils n'avaient aucun but bien déterminé.

Cependant, depuis les communications de Campbell, en 1875, sur la position génu-pectorale, on étudia plus attentivement ces diverses questions au point de vue du traitement des déviations de l'utérus à l'état de vacuité.

Nous allons passer successivement en revue :

a) Le décubitus latéral et latéro-ventral.

b) La position abdominale.

c) Le décubitus sur les genoux et les coudes ou la poitrine.

d) Et enfin les autres procédés qui ont également pour résultat de provoquer une inclinaison plus ou moins prononcée du bassin.

a) *Décubitus latéral et latéro-abdominal.* — Lorsque la femme est couchée sur un côté, les cuisses rapprochées du tronc, le détroit supérieur se trouve dans un plan vertical, par rapport à l'horizon ; les viscères abdominaux s'abaissent vers le côté sur lequel est couchée la malade ; le fond de l'utérus a de la tendance à se diriger vers la symphyse de ce même côté. Son action peut donc être utile dans certains cas pathologiques où la déviation en arrière se combine avec une latéro-version plus ou moins prononcée ; ou bien lorsque, d'un côté, on aura soupçonné la formation d'adhérences maintenant l'utérus. Dans ce cas, si la femme est couchée du côté opposé, le poids de l'utérus, sollicité dans le même sens, pourra relâcher ces adhérences et provoquer des modifications salutaires.

Le décubitus *latéro-abdominal*, ou position de Sims, est une position intermédiaire entre le décubitus abdominal et latéral. « Dans cette position, dit Hegar (1), le tronc repose sur les crêtes iliaques et les épaules ; la malade plaçant contre son dos le bras inférieur, et abaissant le plus possible l'épaule supérieure, le tronc décrit une courbe suivant son axe ; et sa face antérieure, ainsi que celle de l'abdomen, regardent plus en bas. Le bassin suit ce mouvement : le détroit supérieur n'est plus dans un plan vertical, comme dans le simple décubitus latéral, mais il forme avec l'horizon un angle considérable. Il regarde un peu en bas, tandis que la face postérieure du sacrum est tournée un peu en haut ». Dans cette situation, surtout si on a soin d'élever un peu le siège par un plan résistant, la femme se mettant en pronation, la paroi abdominale se relâche, les viscères s'éloignent de l'excavation, attirant le fond de l'utérus qui a une tendance bien plus accentuée que dans la position précédente à se diriger sur le côté, et en avant,

(1) Hegar et Kaltenback, traduit par Bar, 1885.

vers l'abdomen. Toutefois, comme le fait remarquer Hegar, ce résultat n'est pas aussi marqué que dans le décubitus génu-brachial, ou dans les positions analogues; car, ici, le thorax est situé à la même hauteur que le bassin, ou est à peine moins élevé. Sans doute, cette position déclive du bassin, permettant en partie aux viscères de s'éloigner du détroit supérieur, la presion abdominale est, dans ce cas, moins considérable que dans le décubitus dorsal ou latéral; mais elle est plus élevée que dans le décubitus abdominal proprement dit. Parfois, cependant, elle peut être inférieure même à la pression atmosphérique, comme le prouve l'entrée spontanée de l'air dans le vagin; et à ce moment se passent des phénomènes nouveaux, dont nous parlerons plus loin.

b) *Décubitus abdominal.* — C'est un degré de plus apporté à l'inclinaison du bassin. L'angle que le détroit supérieur forme avec l'horizon n'est plus aussi considérable que dans la position latéro-abdominale; l'orifice supérieur de l'excavation est donc plus abaissé et regarde plus franchement en bas.

Dans cette position, le fond de l'utérus est également libéré du poids des viscères: si cet organe se trouve dévié en arrière, le décubitus abdominal sera donc des plus favorables pour solliciter le mouvement de bascule qui ramène en avant la matrice, ou pour faciliter les efforts nécessaires dans les manœuvres de réduction.

c) *Position génu-brachiale et génu-pectorale.* — Depuis longtemps, la position sur les coudes et les genoux, ainsi que la position génu-pectorale, avaient été employées dans le traitement des déviations de l'utérus gravide. Mais il nous faut arriver jusqu'en 1875 pour voir cette méthode préconisée dans les déviations de l'utérus à l'état de vacuité. Depuis les communications de Campbell (1) et de Solger (2), l'attention des gynécologistes s'est portée avec plus d'intérêt sur ces diverses questions. Sans doute, l'idée de supprimer par la position déclive le poids de la masse intestinale qui était une des plus puissantes causes empêchant l'utérus dévié de revenir à sa position normale, alors que cet organe n'est pas retenu par des adhérences pathologiques, cette idée n'était pas nouvelle. Mais Campbell, un des premiers, signala les avantages que l'on pouvait retirer de la pression atmosphérique, en facilitant l'entrée de l'air dans le vagin. Voici comment peuvent se résumer les principales conclusions et considérations de l'auteur.

Dans tous les déplacements de l'utérus gravide ou non gravide, c'est à la position à genoux, avec appui antérieur sur la poitrine « Knee and breast » ou « Knee chest position », plutôt que sur les coudes « Knee elbow position » et à la pression atmosphérique, cette dernière étant l'agent réel et la condition *sine quâ non* du redressement, que l'on doit avoir recours, pour établir le diagnostic, redresser l'utérus et appliquer les pessaires qui ne devraient être introduits que de cette façon. La dis-

(1) Atlanta med. and surg. Journal, mai 1875.

(2) Beiträge zur Geburtshulfe und gynakologie, 11 mai 1875.

tension rectale est quelquefois utile, pour dégager le fond de l'uterus de l'excavation du sacrum, et faciliter ainsi le redressement par la distension vaginale et la pression atmosphérique.

Un des grands avantages du procédé, d'après Campbell, serait de permettre à la malade de replacer elle-même l'organe, ce qu'elle devra faire tous les soirs en se mettant au lit, afin d'empêcher le traitement des ligaments, et de faciliter la circulation utérine ; ce qui, après avoir été répété régulièrement pendant quelque temps, contribuerait beaucoup à ramener l'organe à sa situation normale d'une façon permanente. A cet effet, il avait imaginé un instrument spécial, qu'il appelle auto-redresseur, qui consiste dans un tube en verre de dimensions variables, à extrémité légèrement renflée, que la malade peut introduire elle-même dans la position indiquée, et qui, aussitôt placé, laisse pénétrer l'air avec force, de façon à placer l'utérus dans sa position normale.

Solger (1), vers la même époque, rapporte que dans deux cas, ayant employé ce procédé, le redressement s'était opéré de lui-même, ce qu'il avait attribué à l'influence de la pression atmosphérique qui, dit-il, s'élevant à plus de 100 livres, avait, grâce à la position de la femme, et avec l'aide d'une pression abdominale négative de moins de 10 centimètres de pression hydraulique, et du poids de l'utérus, triomphé de la pression abdominale ordinaire équivalent à moins de 100 livres.

(1) Loco cit.

Le Dr Mundé (1) rapporte qu'ayant essayé en vain, pendant deux jours de suite, de redresser par les procédés ordinaires, la femme étant dans la position à genoux, appuyée sur les coudes, un utérus gravide de dix semaines, fut fort étonné (ignorant la communication de Campbell) de voir l'utérus reprendre tout à coup de lui-même sa position normale, au moment où, dans une dernière manœuvre, il élevait fortement le périnée à l'aide du spéculum de Sims, ce qui avait amené à une irruption d'air dans le vagin, et une distension considérable de ce canal. Il put ainsi appliquer immédiatement un pessaire approprié d'Albert Smith et la femme se trouva complétement soulagée des symptômes douloureux et autres qu'elle éprouvait auparavant. Voici comment il explique ce fait qui, pour lui, est facile à comprendre : la position donnée à la malade avait éloigné du petit bassin les viscères abdominaux mobiles, et supprimé la pression intra-abdominale qui s'était trouvée remplacée par une sorte d'attraction plus ou moins prononcée sur les organes pelviens. L'élévation forcée du périnée, ayant ouvert l'entrée du vagin, avait laissé pénétrer un volume d'air, et la pression atmosphérique repoussait déjà le périnée, légèrement attiré en outre vers l'excavation par la descente des viscères intestinaux, ce qui distendit instantanément ce canal et redressa l'utérus.

Le Dr Mundé ajoute qu'il a pu redresser un certain nombre d'utérus non gravides par ce procédé, qu'il con-

(1) Améric. Journ. of obstetric, etc. New-York, juin 1876.

sidère comme des plus précieux, et auquel il conseille d'avoir toujours recours, avant d'employer les manœuvres ordinaires avec ou sans instruments; seulement, il insiste sur la position à genoux, avec appui sur la poitrine, et sur l'usage du spéculum de Sims pour relever le périnée. Ce sont surtout les adhérences ou l'enclavement très prononcé de l'utérus qui empêchent la réussite.

Il termine, en disant, que ce mode de traitement est particulièrement utile chez les femmes enceintes, chez lesquelles l'emploi des autres moyens pourrait déterminer de la métrite, ou provoquer l'avortement.

Nous voyons donc que ces auteurs établissent comme agents ou facteurs principaux :

1° *Le renversement de l'action de la pesanteur;*

2° *L'attraction exercée sur les viscères à l'intérieur de la cavité abdominale;*

3° *La pression atmosphérique externe.*

En effet, ces trois causes tendent au même but, qui est le redressement de la déviation utérine.

Lorsque la femme est debout, la direction de l'axe de l'excavation est très légèrement oblique de haut en bas et d'avant en arrière. Dans cette situation, lorsque l'utérus se trouve dévié, sa grosse extrémité renversée en arrière, vers le sacrum, son col étant, au contraire, remonté derrière la symphyse pubienne, soit même, lorsqu'il n'existe qu'une rétroflexion, le fond de la matrice, loin d'avoir une tendance au redressement, est plutôt, par le fait seul de la pesanteur, et de la pression des viscères abdominaux, sollicité à exagérer de plus en plus sa déviation anormale.

Or, qu'arrive-t-il, lorsqu'on fait prendre à la malade la position génu-brachiale ou génu-pectorale? Nous avons dit déjà, qu'à ce moment, le bassin subit un véritable mouvement de rotation sur l'articulation coxo-fémorale, et dont le résultat est d'abaisser de plus en plus en avant l'orifice du détroit supérieur.

Le fond de l'utérus se trouve donc par la pesanteur poussé en sens inverse, et tend à se défléchir, s'il n'est retenu par des adhérences ou par quelque autre motif. En outre, les anses intestinales abandonnent l'excavation, sont entraînées vers la paroi abdominale antérieure et le diaphragme, ne pressent donc plus sur le corps de la matrice, et par le vide qu'elles font en s'éloignant, attirent pour ainsi dire cet organe hors de l'excavation. « Si l'on introduit alors, dit M. Courty (1), un spéculum en gouttière de Sims dans le vagin, et si l'on élève en arrière, vers le sacrum, la paroi vaginale postérieure, on n'est pas peu surpris de voir, au moment où l'air se précipite dans le vagin, la paroi abdominale se rapprocher du lit sur lequel la malade est agenouillée, tout le ventre tomber vers ce lit, en même temps qu'au fond du vagin, on voit le col, qui regardait en avant, se diriger au contraire en arrière, ce qui montre bien que l'utérus a basculé autour de son axe et que, suivant les viscères abdominaux dans leur déplacement, le corps de l'organe s'est dirigé vers la ligne blanche ou vers le

(1) Annales de Gynécologie, 1880.

pubis, ce qui oblige le col à regarder en arrière vers le sacrum. »

Mais cette influence de la pression atmosphérique n'est pas admise par tous les auteurs. Elle a été niée une première fois par Doughty (1) qui, dans un travail destiné à combattre la théorie de Campbell, conclut ainsi :

1° La pression atmosphérique dans la position à genoux avec appui sur la poitrine est un auxiliaire plutôt qu'un véritable facteur dans le renversement de l'utérus rétroversé ;

2° La pesanteur est le facteur efficace avec ou sans l'admission de l'air ;

3° Cette position et la pression atmosphérique combinées ne réussissent que partiellement à redresser l'utérus, et si on les compare à d'autres positions efficaces, on voit qu'elles empêchent de prendre utilement connaissance de l'état de l'organe redressé en totalité ou en partie ;

4° La position à genoux et sur la poitrine, quoique utile pour introduire les pessaires, n'est pas sans présenter des objections sérieuses pour les fixer, par suite de la grande distension du vagin ;

5° Par l'auto-redressement, on confie à la malade elle-même, avec toutes ses conséquences hasardeuses, le traitement qui devient alors illusoire dans son caractère et ses résultats.

(1) Atmospheric distension of the Vagina in the chest posture. (Amer. journ. of Obstetric, New-York, 1876.)

De même, Hart et Barbour (1), étudiant l'action de la pression atmosphérique, lors de l'entrée de l'air dans le vagin, admettent bien cette pression comme réelle et puissante; mais elle agirait surtout sur le col utérin placé au sommet du vagin; en sorte que, dans les cas où l'utérus est dans sa situation normale, il se rapprocherait sans doute alors du détroit supérieur. Mais lorsque ce même utérus est dévié, l'effet de cette poussée agissant sur le col, produirait une action différente : au lieu de disparaître, la rétroversion, et surtout la rétroflexion augmentent, le col seul étant porté en haut, et le fond restant enclavé dans le cul-de-sac postérieur; et, répondant à l'objection de ceux qui répliquent que la pression agit aussi bien sur le cul-de-sac postérieur que sur le col, ils nient également l'effet bienfaisant de cette pression. « De même, disent-ils, faisant coucher la patiente sur un côté, si l'index de la main droite du praticien est introduit dans le vagin jusque dans le cul-de-sac postérieur, et la pression pratiquée dans la direction de l'axe antéro-postérieur, les résultats suivants peuvent être constatés.

1° La paroi vaginale est allongée, le col repoussé en arrière et l'utérus, s'il est en antéversion, le devient bien plus encore.

2° Si l'utérus est rétrofléchi, on ne remédie pas à la flexion. Le fond de la matrice est-il fixé, la rétroflexion s'accroît quand le col est tiré en arrière, tandis que le corps reste en place.

(1) Manual of Gynecology, Edinburgh, 1882.

De même si la pression est pratiquée dans le cul-de-sac antérieur :

1° L'utérus s'élève, et est légèrement tourné en arrière, puisque le col est tourné en avant.

2° Si l'utérus est en antéflexion, la flexion n'est pas diminuée.

Par la pression dans ces culs-de-sac, nous n'agissons donc que sur le col, à moins que l'utérus ne soit en rétroversion ou antéversion très prononcée : on agit alors très faiblement sur le corps de l'utérus, par son union avec le col. En conséquence la pression vaginale ne peut agir dans la flexion en arrière on en avant de l'utérus et ne peut que l'exagérer. »

Les conclusions exprimées par ces auteurs résultent d'une fâcheuse interprétation des faits. Lorsque la vulve est ouverte, la malade étant dans la position genu-pectorale, l'air pénètre dans le vagin, souvent avec un bruit perceptible ; les parois vaginales s'écartent, les culs-de-sac antérieur et postérieur se prononcent davantage. C'est donc sur un espace assez considérable, tout autour du col, qu'agit la pression atmosphérique. Si l'utérus est rétroversé, sa grosse extrémité occupe l'excavation sacrée, elle est venue se loger dans le cul-de-sac péritonéal utéro-rectal, en écartant les deux feuillets du péritoine, refoulant le rectum et le tissu cellulo-adipeux voisin. Dans ce cas, la pression atmosphérique aura pour résultat, le col étant fixé, comme nous le savons, par ses attaches avec le vagin, d'agir d'autant plus activement sur le corps, que le mouvement d'ascension imprimé au col sera plus limité. Le fond de la matrice, s'il n'est maintenu par des adhérences, pourra être repoussé de la loge qu'il s'était appropriée ; les parois du cul-de-sac péritonéal utéro-rectal se rapprocheront, et le rectum reprendra ses dimensions et sa situation normales. D'ailleurs, les faits sont d'accord sur cette théorie : Mundé a pour ainsi dire, assisté à ce mode de réduction ; d'autres cas d'utérus non gravide ainsi réduit ont été signalés. Les insuccès constatés par les auteurs précédents pourraient très bien n'avoir d'autre cause que les adhérences maintenant dévié le corps de la matrice.

Comme nous nous proposons de faire un aperçu général des opinions exprimées, nous devons encore signaler les conclusions contraires de Lœhlein (1). La réduction spontanée de la déviation postérieure par la position sur les genoux et les coudes, ou méthode de Campbell, dit-il, a été récemment recommandée par plusieurs auteurs, en particulier par Courty. Lœhlin l'a expérimentée dans une série de cas très différents, en contrôlant avec le doigt le résultat de l'introduction de l'air dans le vagin, au point de vue du redressement de l'utérus. Il résulte de ses expériences que la méthode de Campbell est inefficace, non seulement dans le cas d'enclavement, où de larges adhésions fixent l'utérus au petit bassin, mais aussi, dans les cas où la réduction avec le doigt est des plus faciles. Le seul résultat de la pression atmosphérique paraît être d'élever notablement l'utérus : l'auteur conseille en conséquence de réserver ce moyen pour les

(1) Zeitschrift fur Geburtshulfe und Gynækologie. Band VIII, Helft, 1, 1882.

cas où les instruments ne sont pas tolérés, ou bien lorsqu'il s'agit de dilater et de relâcher des adhérences immobilisant l'utérus.

L'avenir nous dira jusqu'à quel point sont fondées ces affirmations : il nous suffit, pour l'instant, de mettre en regard les attestations de maîtres éminents, tels que M. le professeur Tarnier et Courty, qui affirment avoir retiré de grands avantages de cette méthode. D'ailleurs, ne voyons-nous pas Lœhlein lui-même la conseiller dans les cas si fréquents, où des adhérences existent, où les moyens instrumentaux sont mal supportés?

d) Nous aurons encore à étudier le procédé de Godefroy, de Rennes ; mais son mode d'action est le même. Godefroy faisait placer en effet la femme à genoux sur le bord du lit, les coudes appuyant sur le sol. Nous parlerons plus loin de ce procédé, qui n'a guère été employé que par son auteur, et dont l'usage doit être d'ailleurs réservé à certains cas spéciaux d'utérus gravide.

e) Se basant sur les mêmes principes de la pesanteur, et de la l'attraction exercée sur l'utérus par les viscères refoulés vers le diaphragme, certains ont placé leurs malades dans une position que nous pouvons désigner sous le nom de *sacro-dorsale*. La femme en effet, reste couchée sur le dos; mais le bassin est soulevé, soit par un plan incliné, soit par des coussins. Nous n'avons pas à y insister, les mêmes phénomènes se produisent, excepté cependant que la pression atmosphérique ne saurait agir, l'entrée de l'air dans le vagin ne pouvant avoir lieu. En outre, ce n'est plus en avant, vers la paroi abdominale, qu'est attiré le fond de l'utérus, mais bien en arrière, vers la colonne vertébrale ; et à ce niveau, le promontoire peut présenter, au mouvement de bascule de l'utérus, un obstacle que l'on évite mieux par la position abdominale et genu-pectorale.

Signalons en terminant, un appareil inventé par M. Verrier (1) pour la réduction instantanée des déviations utérines. Partant de cette donnée anatomique, que l'utérus à l'état normal occupe une sorte de niche au milieu de la masse intestinale et que, lorsqu'il n'est pas retenu par des adhérences pathologiques, il est mobile dans tous les sens, cet auteur a fait construire un appareil qui donne à la femme une position telle que les intestins sont reportés vers le diaphragme, et ne pressent plus sur l'utérus. Alors celui-ci, soit qu'il se trouve en antéversion, rétroflexion ou prolapsus, se redresse spontanément, sous l'influence de la pression atmosphérique et du rétablissement de son centre de gravité, sans que le chirurgien ait à intervenir pour aider au redressement qu'il n'a la plupart du temps qu'à constater. De plus, ledit appareil replaçant la femme dans la station verticale sans la moindre secousse s'oppose au moins immédiatement à tout détour de la déviation. « Cette manœuvre, dit Verrier, aidée des toniques et stimuulants généraux et locaux, remédie victorieusement aux déviations utérines non compliquées d'adhérences, auxquels cas, on sait que la maladie est presque incurable. Sur 15 rétroversions qui ont subi ce mode de traitement, Verrier note 7 cures radicales, 5 où la guérison ne fut que

(1) Gazette obstétricale, 20 septembre et 5 octobre 1879.

temporaire ou douteuse, et 3 insuccès complets. Nous ne pouvons insister davantage sur cet appareil par trop compliqué, et dont l'emploi est presque partout inapplicable. D'ailleurs, Verrier nous dit que l'insuccès est certain, dans les cas des plus fréquents, où il existe des adhérences, et par la position génu-pectorale et abdominale, au contraire, on arrive, même alors, les adhérences se relâchant peu à peu, à modifier avantageusement la déviation, et à faciliter au moins les autres moyens de réduction. Nous nous contenterons donc de renvoyer à l'original ceux qui désireraient de plus amples renseignements

---

CHAPITRE IV.

Après avoir fait une revue d'ensemble de tous ces divers procédés, il nous paraît nécessaire d'indiquer les règles à suivre dans l'emploi de la position appliquée au traitement des déviations en arrière de l'utérus à l'état de vacuité.

Le traitement de la rétroversion et de la rétroflexion par les pessaires peut être regardé comme étant une des conquêtes les plus importantes de la nouvelle thérapeutique en gynécologie. « Mais pour que ces paroles soient absolument vraies, dit M. le professeur Tarnier (1), il faut, avant l'application des pessaires, obtenir la réduction complète de l'utérus déplacé. Comment procéder à cette réduction ? Dans le cas le plus simple, on pourra se con-

(1) Hegar et Kaltenbach, trad. par Bar, préface de M. Tarnier.

tenter de faire prendre à la femme le décubitus génu-brachial, de telle sorte que le thorax soit situé plus bas que le bassin...J'ai retiré depuis plusieurs années de grands avantages de cette méthode, et je recommande à mes malades, qui la connaissent sous le nom de prière mahométane, de la prendre matin et soir au moins pendant cinq minutes, alors qu'elles ne sont gênés par aucun vêtement. Je leur recommande en outre d'avoir le soin, au moment où elles vont prendre cette posture, de s'introduire dans le vagin un spéculum à grillage ou tout simplement une canule à injections, afin de favoriser l'introduction de l'air dans les voies génitales, et par conséquent, le refoulement de l'utérus. C'est dans ce même but que je les engage à respirer largement pendant tout le temps qu'elles restent dans ce décubitus particulier. »

M. Courty (1) conseille également de se servir d'un petit spéculum de Fergusson du plus petit modèle, que l'on introduit dans le vagin, pour permettre plus facilement l'entrée de l'air, la femme étant agenouillé et accoudée ou dans l'attitude génu-pectorale. Rien n'est plus simple, dit-il, que d'apprendre au mari de la malade à pratiquer tous les soirs cette petite opération. Il faut que la femme reste pendant quelques minutes dans cette posture, pour laisser à l'utérus le temps de revenir à sa direction normale. Car, le décubitus abdominal toujours utile, qu'elles portent ou ne portent pas de pessaires (surtout si elles n'en portent pas), n'est en réalité très efficace et ne peut

(1) Ann. de Gynécologie, 1880.

maintenir le corps de l'utérus en avant que lorsqu'il y a été ramené déjà. « Une fois le spéculum retiré, la femme se laissant doucement retomber sur le ventre, on a la certitude que l'utérus, dans la majorité des cas, restera toute la nuit dans sa situation normale et que la réduction de la rétroflexion se maintiendra tout le temps que la malade restera couchée sur le ventre. Or, la plupart prennent l'habitude de conserver cette attitude toute la nuit, d'autant plus aisément qu'elles l'ont souvent contractée d'elles-même, s'étant avisées instinctivement que cette attitude est celle dans laquelle elles souffrent le moins (même pour les abaissements, les prolapsus simples sans rétroflexion, cette attitude du décubitus ventral est la meilleure que la malade puisse prendre pour faire remonter peu à peu l'utérus en place). J'ai pu dresser facilement plusieurs époux à rendre à leur femme ce petit service chaque soir, au moment de se coucher et l'on peut dire que, tout petit qu'il paraisse, ce service est en réalité fort important; car il entretient dans les organes l'habitude de rester aussi longtemps que possible dans cette attitude que j'appelerai thérapeutique, et du moment que l'on peut faire passer aux malades plus de temps dans cette attitude, qui maintient l'utérus dans sa position normale, que dans toute autre attitude qui le dispose à revenir à sa flexion vicieuse, l'on a de grandes chances pour l'amener peu à peu à conserver cette position normale et à obtenir au bout d'un certain temps, et avec l'aide des autres moyens (seigle ergoté, électricité, eau froide) la cure radicale de la rétroflexion. »

Que pourrions-nous ajouter de plus à ces deux citations, où les règles à suivre sont si magistralement indiquées. M. Courty dresse le mari à introduire le spéculum de Fergusson, pendant que la femme est dans l'altitude génu-brachiale ou génu-pectorale. Il serait même à désirer, s'il était possible, que ce fût le médecin lui-même qui procédât chaque soir à cette petite manœuvre, afin d'être prêt à agir plus activement pour redresser l'utérus, si la seule position et la pression atmosphérique étaient insuffisantes. Mais dans les cas ordinaires, les malades peuvent seules se suffire ; on n'a qu'à leur recommander d'avoir le soin, au moment où elles vont prendre la position génu-pectorale, de s'introduire dans le vagin un petit spéculum de Fergusson, qu'elles retirent ensuite, lorsqu'elles se sont laissé retomber sur le ventre.

Ainsi, à l'aide de cette précaution, on lutte avec avantage contre la station debout que la malade garde le plus souvent toute la journée ; dans cette attitude, l'utérus retombe en rétroflexion. Si tous les soirs on redresse l'organe, s'il peut rester dans sa situation normale pendant une partie ou la totalité de la nuit, les lésions secondaires (atrophie, sclérose, adhérence) auront moins de tendance à se former ; les pessaires seront mieux supportés, ayant moins de résistance à vaincre, et en faisant agir les autres moyens capables de réveiller la tonicité des parois musculaires de l'organe, on est en droit d'espérer d'excellents résultats.

« Il est évident, dit Courty, que ce redressement approximatif de tous les soirs s'ajoutant au redressement absolu, obtenu à intervalles plus ou moins distants par le cathétérisme, et maintenu soit pendant quelques heures par le tuteur galvanique, soit pendant quelques jours par l'anneau-levier, lorsque le tuteur galvanique ne peut être supporté, a les plus grandes chances de maintenir la réduction, si le chirurgien parvient à donner pendant ce temps, au tissu de l'utérus, une rigidité suffisante pour l'empêcher de se fléchir de nouveau, et de retomber en arrière. »

Il est des cas malheureusement trop fréquents, où l'utérus est fixé par des adhérences qui le maintiennent dans sa mauvaise position. Dans ces circonstances, les tentatives trop brusques de réduction, surtout lorsqu'on s'est servi d'une grande force dans les mouvements, peuvent être suivies des accidents les plus fâcheux.

C'est par un redressement lent, méthodique, qu'on arrivera à de bons résultats, et, nous n'hésitons pas à le dire, dans ces cas également, et surtout, la position abdominale et génu-pectorale avec les règles indiquées plus haut sera d'un puissant secours. Sans doute, à elle seule, elle suffirait rarement; mais, par ces tentatives répétées, sous l'influence de la pression atmosphérique et de l'attraction qu'exercent les viscères refoulés vers la paroi abdominale antérieure sur l'utérus dévié, les adhérences se relâchent; et ainsi, les autres moyens de réduction, quels qu'ils soient, se trouvent extrêmement facilités.

Ce traitement, préventif pour ainsi dire, devra être continué assez longtemps, avant toute autre tentative plus franche de réduction ; on verra peu à peu l'utérus se mobiliser, et, après une série plus ou moins longue de situation génu-pectorale, l'organe, immobile jusque-là, cédera à l'impulsion qui lui sera donnée, pour le replacer dans sa situation normale. Si la femme peut, sans trop de difficulté, prolonger les séances, rester vingt, trente minutes et plus, couchée sur les coudes et les genoux, comme cela arrive dans certains cas, cette longue durée de la position déclive sera éminemment favorable.

De plus, le repos que la malade sera obligée de garder pendant le même laps de temps modérera l'inflammation et l'engorgement de l'organe, et les manœuvres de réduction seront d'autant mieux facilitées.

Nous devons, à l'obligeance de M. le Dr Bar, une observation dans laquelle le décubitus génu-pectoral peut être considéré comme un des principaux facteurs ayant favorisé la réduction de l'utérus rétrofléchi.

Rétroflexion de l'utérus à l'état de vacuité. Réduction facile, après un traitement antérieur, par des injections d'eau chaude et le décubitus génu-pectoral, par le Dr Bar, accoucheur des hôpitaux.

Le 16 mars 1885, je vois Mme X..., rue Saint-Denis, qui, depuis huit années, se plaint de vives douleurs dans la région hypogastrique; douleurs qui s'accentuent dès que Mme X... éprouve la moindre fatigue, surtout quand elle a beaucoup marché. Elle ressent alors une grande pesanteur au niveau du périnée. La constipation est continue et tourmente beaucoup la malade.

Procédant à l'examen par le toucher vaginal combiné avec le palper, je trouve que le museau de tanche, repoussé en avant, est situé immédiatement derrière la symphyse pubienne vers laquelle il est tourné. En arrière, le cul-de-sac de Douglas est rempli par une masse solide qui descend assez bas à quelques centimètres au-dessous du museau de tanche. Cette masse est formée par le corps de l'utérus en rétroflexion.

La moindre pression avec le doigt exercée sur la corps utérin est très douloureuse; ce qui explique les craintes qu'éprouvait Mme X... quand elle entendait parler d'un examen pratiqué à l'aide du toucher vaginal.

J'essaie de réduire l'utérus rétrofléchi, la malade étant placée dans le décubitus génu-brachial. Toutes mes tentatives échouent; et, ne voulant pas procéder à un redressement brusque à l'aide d'instruments, je conseille à Mme X... de prendre tous les soirs une injection vaginale d'eau chaude à la température de 42° centigrades, d'éviter toute fatigue, et de se reposer tous les jours au milieu de la journée pendant deux heures, en se tenant couchée au lit.

Je lui recommandais encore de prendre, pendant cette sieste et le soir en se couchant, le décubitus génu-pectoral, et de rester environ deux ou trois heures par jour dans cette position.

Ce traitement fut suivi régulièrement et sans grande fatigue pendant quinze jours.

Au bout de ce laps de temps, je revis Mme X.... Le corps utérin, en rétroflexion, avait beaucoup diminué de volume; le toucher vaginal n'était plus douloureux, et je pus aisément réduire l'utérus.

Dans cette observation, nous trouvons deux faits intéressants : d'abord l'action bienfaisante des injections d'eau chaude ; et, en second lieu, la facilité avec laquelle la malade supportait la position génu-pectorale, pendant une durée bien plus prolongée que celle ordonnée par la plupart des auteurs. Nous devons signaler, en outre, que la malade déclarait éprouver une diminution notable des douleurs, sitôt qu'elle prenait la position indiquée.

Une autre observation nous est communiquée par notre collègue et ami, M. Guillet ; elle nous paraît être des plus probantes.

Rétroversion de l'utérus à l'état de vacuité. Guérison par la position génu-brachiale seule, par M. Guillet, interne à la Maternité de Paris.

Mme K... vient, le 6 avril 1885, à la consultation de la Maternité, pour douleurs hypogastriques.

Cette femme a eu quatre enfants : les trois premières suites de couches ont été bonnes et n'ont présenté rien de spécial. Son dernier accouchement date de dix mois : c'est peu de temps après que les douleurs ont débuté et, avec elles, les autres symptômes fonctionnels. Peu marqués d'abord, tous ces divers signes ont été en s'accentuant de plus en plus ; en ce moment, les troubles de la digestion dominent : anorexie, constipation opiniâtre, avec un peu de ténesme vésical.

Par le toucher, on ne peut d'abord percevoir le col, que l'on trouve enfin fortement déjeté en avant, derrière la symphyse pubienne. Dans le cul-de-sac postérieur, on sent manifestement le corps de l'utérus rejeté en arrière ; le toucher rectal vient confirmer ces sensations. L'utérus est assez mobile ; mais si on essaie de redresser l'organe, ces tentatives provoquent de vives douleurs.

Pour tout traitement, M. Guillet conseille à la malade de se mettre trois ou quatre fois par jour dans la position génu-brachiale, suivant les préceptes de M. Tarnier. Mais il fait prolonger chaque séance pendant quinze à vingt minutes au moins. La malade s'y soumet sans inconvénient.

Au bout de quinze jours, les symptômes de tiraillement et de pesanteur ont presque entièrement disparu, ainsi que la constipation. On constate dans la direction de l'utérus des modifications des plus nettes : le col est revenu en arrière, et le corps s'est redressé notablement. Cet examen est pratiqué, la femme se trouvant couchée sur le dos, dans la position de l'examen au spéculum et, même alors, la réduction se maintient.

La malade s'en va, avec promesse de revenir sitôt que les symptômes de rétroversion apparaîtront de nouveau, mais on ne l'a revue depuis son départ.

Nous voyons donc, par cette intéressante observation, que la position peut parfois suffire seule dans les cas légers. Elle est toujours utile dans les cas graves, lorsque les circonstances ne permettent pas de recourir aux moyens ordinaires, procédés manuels ou instrumentaux ; elle facilite l'usage des pessaires et leur apporte un puissant concours pour le maintien de la réduction.

S'est-on décidé à agir plus activement ? Il est alors avantageux et souvent nécessaire, pendant les manœuvres, de placer la malade dans la position génu-brachiale, on rend ainsi l'opération bien plus facile, ce qui se comprend aisément, si nous nous rappelons le mode d'action de ce décubitus.

Si au contraire la malade, comme cela arrive parfois, ressent une trop grande fatigue, une trop grande gêne à rester la nuit, couchée sur le ventre, on pourra alors lui conseiller de prendre la position latéro-abdominale, les cuisses fléchies et rapprochées du tronc, dont le poids repose sur la crête iliaque et l'épaule du côté sur lequel elle est couchée. Ce décubitus devra même être choisi, lorsque, avec la déviation en arrière, se trouvera combiné un léger degré de latéroversion ; on fera coucher la malade du côté opposé à la déviation.

Par cette pratique quotidienne du redressement de

l'utérus, à l'aide de la position, par l'introduction de l'air dans le vagin, comme agent de réduction dans le décubitus génu-pectoral, nous possédons un moyen puissant et surtout d'un usage très facile, très pratique pour amener la réduction de l'utérus, et espérer d'en obtenir la cure radicale.

Qu'il nous soit donc permis de conclure avec Courty (1), que le traitement de la rétroversion et de la rétroflexion, si imparfait jusqu'à ces derniers temps, aura atteint aujourd'hui, grâce aux procédés généraux et locaux propres à rétablir la contractilité musculaire et la rigidité organique de l'utérus; grâce aussi *à une position savamment appropriée*, aura atteint, disons-nous, un degré de perfection aussi grand que celui de la plupart des maladies utérines, dont le traitement rationnel est le plus méthodiquement institué.

(1) Loc. citato.

DEUXIÈME PARTIE

Ce ne fut que vers le XVIIIe siècle que les auteurs commencèrent à reconnaître l'influence que l'on doit accorder dans la pathologie de la grossesse, aux déplacements de l'organe gestateur.

Mais, presque dès le début de ces études, nous trouvons Déleurye (1760) insistant sur l'importance de la position à donner à la femme, pendant les manœuvres sur l'utérus gravide en rétroversion, « Pour réussir, dit Déleurye, il faut opérer par derrière, la femme appuyée sur les coudes, afin de déterminer les intestins à se pousser vers le diaphragme. »

Ségretain, de Laval (1), Vanderpe, de Courtrai (2), rapportent des cas intéressants où cette position a été d'un grand secours. Depuis lors, des documents nombreux et importants sont venus s'ajouter à ces premiers faits. Mais les opinions varient beaucoup sur l'influence de la position à donner à la malade, dans le traitement de l'utérus gravide en rétroversion. On n'est pas d'accord, non plus, quand il s'agit de déterminer quelle est

(1) Ancien Journ. de méd., de chir., etc 1779

(2) Id. 1784.

la meilleure de ces positions; nous essaierons d'en donner, le plus brièvement possible, un aperçu général.

Nous allons successivement examiner :

1° L'action de la position seule;

2° L'action de la position combinée avec les manœuvres;

3° L'influence de cette même position, pour empêcher la déviation de réapparaître, une fois la réduction obtenue.

CHAPITRE PREMIER.

Si une position convenable a été conseillée par un grand nombre d'auteurs, pour aider aux autres moyens de réduction et aux manœuvres opérées, soit par le vagin, soit par le rectum, il n'est personne, croyons-nous, qui ait préconisé la position seule comme méthode de traitement de la rétroversion de l'utérus gravide; à moins cependant qu'il ne s'agisse de cas dans lesquels les accidents sont peu accusés, la grossesse récente et l'utérus dans un état de mobilité des plus favorables. Ainsi, dans un cas rapporté par Hubert, de Louvain (1), la matrice jouissait d'une mobilité telle (la rétroversion s'était déjà produite au début de cinq grossesses successives antérieures), que le déplacement se reproduisait quelques heures après la réduction. Hubert conseilla alors à la

(1) Journ. de méd. et de chir. de Bruxelles, 1875.

malade de se placer sur les genoux et les coudes, ou de s'agenouiller sur un tabouret en appuyant les avant-bras sur le plancher. Cette position suffisait pour replacer l'utérus dans sa position normale : la malade elle-même avait la sensation très nette du mouvement de la matrice. Grâce à ce moyen, elle conduisit non seulement cette grossesse, mais encore les quatre suivantes à terme, sans plus réclamer le ministère de son médecin.

D'autres faits de réduction spontanée par une position déclive génu-pectorale, ventrale ou autre, ont été rapportés par divers auteurs, Martin, de Lyon (1), rapporte une observation d'un utérus gravide de sept semaines rétrofléchi, où il se contenta (l'avortement étant sur le point de se produire) d'élever les fesses par plusieurs coussins, tandis que les reins étaient dans une position fort déclive, la femme étant couchée sur le dos; l'utérus ainsi soustrait à la pression des organes abdominaux, fut entraîné par son propre poids et, au bout de vingt-quatre heures, la rétroversion se trouva réduite.

On peut lire dans la clinique de Mattéi, un cas de rétroversion avec grossesse molaire, dans lequel l'organe s'est rapidement redressé, sous la seule influence de la position inclinée et des révulsifs. De même, une observation de Depaul (1) : on prescrit à la malade de se tenir le plus souvent et le plus longtemps possible couchée sur le ventre; on ordonna des lavements pour obvier à la constipation. Au bout de trois semaines de ce simple traitement, la réduction spontanée fut obtenue.

(1) Journ. de méd. de Paris, 1850, p. 580.
(2) Archives de Tocologie, 1876.

Dans les autres faits cités comme exemple de réduction spontanée, est presque toujours intervenu un autre facteur, dont l'importance est immense : nous voulons parler du cathétérisme vésical.

Nous ne pouvons faire ici une étude du cathétérisme chez les femmes atteintes de rétroversion de l'utérus gravide. Il est indiqué, lorsqu'on veut tenter, par un moyen quelconque, la réduction de l'organe, de toujours commencer par vider la vessie. Quelques personnes ont pu pratiquer la réduction, avec succès, sans faire préalablement le cathétérisme vésical. Mais cet oubli n'est pas exempt de danger; les manœuvres plus difficiles, plus laborieuses alors, ont amené plusieurs fois l'avortement, ou bien ont été suivies d'un insuccès complet. D'ailleurs, aujourd'hui, la plupart des auteurs insistent sur la nécessité de ce cathétérisme et en signalent les difficultés parfois très grandes. Nous n'hésitons pas à le dire, nous appuyant, en cela, sur la grande autorité de M. le professeur Tarnier, le cathétérisme vésical, fréquemment répété, doit être un des principaux facteurs dans le traitement des rétroversions de l'utérus gravide, en ayant soin, aussi, de maintenir le ventre libre.

Des exemples de réduction spontanée, après cathétérisme, ont été rapportés par différents auteurs. Hunter (1), Ramsbothan (2), Parent (3), Smellie (4), Cham-

(1) Churchill. P. 480, t. I.— Hunter. Anatomia uteri gravidis, tabulis illustrata. London, 1774.

(2) Medic. Times and Gaz., 23 oct. 1852.

(3) Gaz. méd. de Paris, 1831.

(4) Traité d'accouch. T. II, p. 146, Paris, 1777.

pion, de Bar-le-Duc (1), Croft (2), Garnier (3), citent des cas nombreux.

Mais les véritables règles qui doivent présider à l'emploi de ce procédé n'étaient pas encore nettement tracées. Ces divers auteurs, en effet, se contentaient de pratiquer le cathétérisme une fois par jour, pour obvier à la rétention d'urine, conséquence naturelle de la rétroversion. Ils croyaient ainsi faire de l'expectation pure et simple; d'ailleurs, on trouve des cas d'insuccès dont quelques-uns se terminèrent par l'avortement. Sans insister davantage, signalons l'observation de Chantreuil (4), d'une rétroversion à trois mois et demi de grossesse, où le traitement de Denman (cathétérisme tous les jours) fut suivi d'insuccès et où l'avortement eut lieu.

Mais ce n'est pas ainsi que doit être pratiqué le cathétérisme comme traitement de la rétroversion de l'utérus gravide. Nous l'avons déjà dit et ne craignons pas d'y insister encore, c'est le cathétérisme fréquent, répété plusieurs fois par jour et combiné le plus longtemps possible avec une position appropriée, suivant les règles que nous exposerons plus loin, qui, presque toujours, permettra à la réduction de se faire d'elle-même. Il ne faut pas oublier, dans la pratique, que la position peut faire beaucoup. Par la position et au moyen du cathétérisme vésical, on peut, dit Godefroy (5), sinon réussir toujours, du

(1) Dict, en 60 vol.
(2) London med. Journ. Vol. XI, p. 381 à 384.
(3) Bull. de la Soc. de méd. de la Sarthe, 1872 et 1873.
(4) Thèse d'Herbet, p. 23.
(5) Journ. des Conn. méd. et chir., 1846.

moins faciliter extrêmement la réduction. Dans un des cas qu'il rapporte, il se borna à produire un plan incliné, du bassin au diaphragme, la femme étant couchée sur le dos, et les intestins entraînés par leur propre poids, laissèrent l'utérus libre.

D'après Cazeaux (1) il n'y aurait pas de position préférable à celle qui consiste à placer la femme sur les genoux et les coudes, le bassin fortement élevé. Depaul (2), soutient également le même principe. Salmon (3) et Cailletet (4) admettent également que la position déclive ou génu-pectorale peut rendre de bons services, les organes abdominaux allant peser sur la paroi antérieure du diaphragme, et libérant ainsi la matrice, qui obéira d'autant mieux à l'impulsion qu'on lui imprimera.

Barnes (5) croît que « dans un bon nombre de cas il suffit, pourvu qu'on agisse de bonne heure, de maintenir la vessie et le rectum vides, et de faire coucher la malade sur le ventre le plus longtemps et le plus souvent possible ; et, à moins de symptômes très urgents, il faut laisser du temps pour cette cure spontanée. »

Par contre, il est des auteurs, comme Moreau par exemple, qui objectent la grande difficulté, l'impossibilité même, pour la femme, de rester quelque temps dans la position génu-pectorale ou ventrale ; mais des faits

(1) Traité d'accouch., 1867.
(2) Arch. de Tocologie, 1876.
(3) Th. agrég., 1863, Paris.
(4) Th. Paris, 1868.
(5) Lancet, 1875.

trop nombreux protestent contre ces affirmations. Sans doute, la position sur les genoux et les coudes, celle surtout de Godefroy, sont très fatigantes, mais elles peuvent parfois être très utiles, et, dans ces cas, la malade prend sans inconvénient l'une d'elles chaque jour plusieurs fois.

Les faits de guérison par le cathétérisme répété et la position seule sont assez nombreux ; contentons-nous d'en signaler quelques-uns. Déjà, en 1856, Morris (1) avait vu ce traitement réussir entre ses mains, dans un cas de retroversion d'un utérus au quatrième mois de la grossesse. Des cathétérismes fréquents, des laxatifs au séné, combinés avec une position en pronation, la femme couchée sur le côté, les cuisses rapprochées du tronc suffirent, au bout d'un mois, pour amener un rétablissement complet ; la grossesse continua normale.

Le professeur Martin, de Berlin (2), sur 16 cas, a vu quatre fois la réduction se produire rapidement sous l'influence du décubitus latéral, et d'une cathétérisation régulière ; la grossesse continua son cours normal.

Broussin (3) cite trois observations de rétroversion survenue brusquement vers le troisième mois de la grossesse. Dans un de ces cas, dû au Dr Larmande, la réduction de l'utérus gravide s'est produite spontanément par le seul fait de la position ventrale jointe à l'évacuation répétée de la vessie.

(1) Gazette médicale de Paris, 1856, p. 590.

(2) Zeitsch Geburtsch unq Frauenkr. T. I, p. 1, 1875.

(3) Arch. gén. de méd., 1881.

Dans la thèse toute récente de Combarieu (1), nous trouvons deux observations de M. Porak où la position dans le décubitus abdominal a paru jouer le principal rôle au point de vue du traitement.

Dans le premier cas, il s'agit d'une femme dont la première grossesse se termina au cinquième mois par un avortement. Les troubles dus à la rétroversion avaient commencé presque dès le début de la grossesse ; mais ils n'étaient caractérisés que par la constipation très tenace et la dysurie. M. Porak, appelé, ne put que constater les débuts du travail qui, malgré ses efforts, se terminèrent dans la journée même par l'avortement Les règles furent de nouveau supprimées le 15 février 1882. Le 26 mai, les troubles, qui dataient presque du début de la grossesse, prennent une intensité nouvelle, et Porak, appelé, constate que l'utérus gravide est en rétroversion et en rétroflexion. Il conseille le décubitus abdominal, des lavements avec une sonde œsophagienne comme canule, qui devait être glissée et introduite au-dessus du corps de l'utérus déplacé (il y avait constipation opiniâtre et dysurie, mais sans rétention d'urine). Ce traitement fut suivi du succès le plus manifeste. Dès le 29 mai, le déplacement utérin était réduit. Porak engage Mme H..., à garder pendant quelque temps encore le décubitus abdominal, puis conseille des levées d'abord prudentes, puis plus prolongées. Troisième grossesse. Vers le troisième mois, on reprend le même traitement (décubitus abdominal, purgatifs légers). Mais, malgré l'exécution exacte des prescriptions, l'état reste stationnaire. Un ballon d'air dans le rectum ne produit guère meilleur effet. Malgré cela, l'utérus se développe par sa paroi antérieure, et la grossesse arrive jusqu'au septième mois : enfant vivant.

(1) Etude sur la pathogénie de la rétrov. de l'ut. gravide. Th. Paris, 1885.

La seconde observation est encore plus probante au point de vue de l'importance de la position abdominale et de ses heureux résultats.

Il s'agit d'une malade qui vient consulter M. Porak pour des troubles graves dus à la rétroversion d'un utérus gravide. Elle était enceinte pour la seconde fois, et la grossesse actuelle remontait à trois mois et demi environ. Depuis quelques jours, elle a de petites hémorrhagies et se plaint d'une constipation opiniâtre, ne cédant qu'à des purgatifs énergiques. Il existe aussi des envies fréquentes d'uriner, mais pas de rétention d'urine.

Le diagnostic de la rétroversion de l'utérus gravide étant posé, M. Porak ordonne le décubitus abdominal, des lavements avec une sonde œsophagienne comme canule, des pilules laxatives.

Le début du traitement date du 1er décembre 1883, et quatre jours après (le 4 décembre) l'utérus est complètement redressé. Citons ici textuellement : « Le 4 décembre 1883, l'utérus est complètement redressé; le col occupe le centre du conduit vaginal; on sent nettement le fond de l'utérus au-dessus de la symphyse du pubis. Le col de l'utérus est d'ailleurs situé très bas; on l'atteint facilement à 3 ou 4 centimètres de l'orifice vulvaire. La constipation a très bien cédé au traitement prescrit. Mme D.... va tous les jours à la garde-robe. Les vomissements sont moins pénibles. Il y a toujours des envies fréquentes d'uriner. Je permets, le 6 décembre, à Mme D.... de rester couchée sur le dos. On vient me chercher le 8 décembre. Il est impossible d'introduire la canule dans le rectum ; la constipation a reparu, les vomissements et le ptyalisme ont augmenté. La rétroversion de l'utérus s'était reproduite sans chute, sans effort. L'utérus était fixé, il aurait fallu déployer une force notable pour le réduire. Comme le traitement, sauf le décubitus abdominal, avait été continué, j'insiste pour qu'on persiste dans son administration, et je conseille à Mme D.... de rester couchée nuit et jour sur le ventre. Dans la nuit du 9 au 10 décembre, elle ressent comme un mouvement brusque qui fut assez net pour la réveiller. Elle le compare à un mouvement de l'enfant. Il semble que l'utérus se soit redressé spontanément. Le lendemain, on n'éprouve aucune peine à introduire la grande canule. Je constate, en effet, que l'utérus avait repris son antéversion normale.

Pendant la semaine qui suivit, du 10 au 17 décembre, grande amélioration, tant du côté de la constipation que du côté des phénomènes sympathiques : vomissements et ptyalisme qui étaient très pénibles.

Je permets à Mme D..., du 22 au 24 décembre, de dormir sur le dos pendant la nuit, tout en conservant pendant le jour le décubitus abdominal.

Le 24. Je constate que l'utérus est de nouveau en rétroversion, mais il est très mobile et on peut facilement le réduire et faire basculer le corps en avant. Mme D.... devra rester toute la semaine, nuit et jour, couchée sur le ventre; seulement, du 29 au 31, elle pourra rester sur le dos pendant la nuit. Le 31 décembre, je constate que la réduction de l'utérus s'est maintenue. Le col est toujours situé très bas, mais on sent le fond de l'utérus dépassant de plus de deux ou trois travers de doigt la symphyse du pubis. Je permets à Mme D.... de se mettre sur sa chaise longue. L'utérus ne s'est pas, depuis, déplacé. Les symptômes se sont amendés. La fin de la grossesse s'est passée sans nouvel accident.

L'accouchement eut lieu le 19 juin 1884, à terme, d'un gros garçon vivant.

Cette observation est des plus intéressantes et, en même temps des plus instructives. Nous voyons en effet que, malgré la gravité des symptômes, la position abdominale, combinée au traitement symptomatique, a suffi : elle a même joué une influence prépondérante, puisque lorsqu'elle est seule supprimée, l'utérus retombe en rétroversion ; une fois que la position change, le traitement symptomatique n'empêche nullement la rétroversion de se reproduire. Un autre enseignement très utile découle aussi de ce fait : cette malade présentant un état général des plus graves, des vomissements répétés, du ptyalisme, a pu, malgré cela, supporter sans inconvénient la position sur le ventre, constamment, pendant plusieurs jours de suite. L'opinion de certains auteurs, d'Elleaume (1) entre autres, disant que la position abdominale ne peut être supportée à cause de la fatigue qu'elle occasionne, a donc le droit de nous étonner ; et nous sommes heureux de constater de nombreuses exceptions à cette règle qu'ils voulaient rendre générale.

Nous devons, à l'obligeance de M. Doléris, de pouvoir publier un autre cas intéressant. Dans cette observation on a fait coucher la malade, tantôt sur le ventre, tantôt sur les genoux et les coudes. Ces différentes positions ont été bien supportées, et ont été suivies de succès.

Observation (Doléris). — Femme âgée de 29 ans, régulièrement conformée.

Le premier accouchement eut lieu en mai 1872. La grossesse et les suites de couches n'avaient présenté rien de particulier.

Deuxième accouchement en mars 1875. Pas de complications.

En 1878, fausse couche de six semaines.

(1) Mémoire pour le prix Capuron, 1860.

La femme se relève après deux jours de séjour au lit, mais ne tarde pas à voir apparaître les symptômes de catarrhe utérin. Elle eut aussi de la constipation.

Le 16 mai 1882, elle devient de nouveau enceinte ; au mois d'août, elle se réveille au milieu de la nuit, ressent un violent besoin d'uriner, mais ne peut se soulager. Depuis ce temps, elle éprouve du ténesme vésical et de la dysurie. Il existe aussi de la constipation.

Par le toucher, on constate une rétroversion de l'utérus. On sonde la malade : on lui conseille de garder la position génu-pectorale le plus longtemps possible, de rester couchée sur le ventre le reste du temps. Le lendemain, la réduction était faite et s'est maintenue depuis.

M. le professeur Tarnier nous a permis de recueillir, dans son service deux observations que nous croyons devoir publier en entier ; elles sont, en effet, instructives à bien des points de vue. Nous remercions Mme Henri, sage-femme en chef de la Maternité, du grâcieux concours qu'elle a bien voulu nous prêter dans ces recherches.

Rétroversion de l'utérus gravide. Rétention d'urine. Hémorrhagie. Réduction spontanée de la rétroversion. Accouchement à terme (obs. personnelle).

La nommée C. H..., âgée de 26 ans, a été transportée de l'hôpital de la Charité à la Maternité, le 23 août 1881, à trois heures du soir. Pas de maladies graves antérieures. La menstruation, établie à l'âge de 20 ans, a toujours été régulière. Le 10 avril 1881, époque menstruelle normale, mais les règles n'ont pas reparu depuis.

Vers le 20 juillet 1881, elle a ressenti des douleurs lombaires et abdominales et elle a vu apparaître un écoulement sanguin peu abondant qui a duré trois jours. Après ce laps de temps, l'écoulement sanguin devint plus abondant et il y eut une véritable hémorrhagie utérine. La malade affirme avoir perdu alors deux vases de sang renfermant de volumineux caillots. Elle éprouvait des douleurs vives, continuelles, et ne pouvait ni se baisser, ni s'asseoir; les mictions étaient fréquentes et accompagnées de douleurs violentes. L'urine présentait une coloration blanc jaunâtre et exhalait une mauvaise odeur. Quinze jours environ après cette hémorrhagie, la malade recommença à perdre du sang, mais cet écoulement fut beaucoup moins abondant. Les douleurs étaient toujours très vives, la peau était chaude, la soif ardente, et, de temps en temps, il survenait de petits frissons. Après la première hémorrhagie, la malade avait commencé à maigrir; c'est vers la même époque que la marche était devenue douloureuse et difficile. Vers le 1er août, la marche était impossible. Le 14 août 1881, voyant que son état ne s'améliorait pas, la malade se décida à entrer à l'hôpital de la Charité. Le toucher vaginal fut pratiqué presque tous les jours, jamais on ne put atteindre le col qui était très élevé; vers les deux derniers jours, on constata la présence d'une tumeur dans l'excavation pelvienne.

A cette époque, la malade fut transportée à la Maternité parce qu'on la disait menacée d'accouchement prématuré.

La malade éprouve des douleurs vives dans le ventre et dans les lombes, mais elle ne perd plus de sang. Amaigrissement considérable. Pouls petit et très fréquent (150 pulsations). Soif très vive. Hoquets, vomissements bilieux. La paroi abdominale est tendue; cette distension de l'abdomen est produite par une tumeur médiane régulièrement ovoïde, dépassant l'ombilic, molle à la palpation et nettement fluctuante : c'est la vessie considérablement distendue. Les premiers esais du cathétérisme, soit avec la sonde de femme, soit avec une sonde molle, ne permettent pas de pénétrer dans la vessie. Pendant ces essais, on vit s'écouler une petite quantité d'urine exhalant une odeur fétide et mélangée de pus très épais. La difficulté du cathétérisme était due à la présence d'une tumeur qui remplissait l'excavation et avait repoussé la vessie en haut. Une sonde d'homme put assez facilement pénétrer dans la vessie, et livra passage à une grande quantité d'urine (au moins trois litres) mélangée de pus et de petits caillots sanguins. Quand la vessie fut vidée, la tumeur abdominale avait complètement disparu; le ventre était devenu sonore et souple, excepté au-dessus du pubis, où l'on sentait une sorte de plaque dure, paraissant placée derrière la paroi abdominale, mais n'occupant qu'une petite hauteur.

A l'inspection de la vulve, on constatait l'existence d'un prolapsus de la paroi postérieure du vagin. Le toucher vaginal était très douloureux et le doigt serré fortement contre la symphyse du pubis par la paroi vaginale postérieure. On atteignait difficilement le col de l'utérus. Le toucher rectal ne déterminait aucune douleur et permettait de contourner une tumeur assez régulière, arrondie, élastique. Par le toucher rectal et vésical combinés, on pouvait limiter cette tumeur, reconnaître qu'elle était immobile et qu'elle descendait jusqu'au plancher périnéal. Son volume paraissait égaler celui d'une tête de fœtus à terme. Cependant, la défécation s'accomplissait régulièrement. Le diagnostic de rétroversion de l'utérus gravide fut donc porté.

Le soir à 11 heures, la vessie est de nouveau distendue, la miction est impossible. La sonde d'homme est introduite facilement dans la vessie, mais l'urine ne s'écoule pas : la sonde était bouchée par un caillot. Introduite de nouveau, elle laisse couler d'abord deux cuillerées environ de pus épais exhalant une odeur très fétide. L'urine coule ensuite, mais la sonde se bouche de nouveau, et c'est seulement après cinq ou six cathétérismes successifs que la vessie est à peu près vidée.

Le 24 août, matin. Vessie distendue, cathétérisme : il s'écoule d'abord du pus, puis de l'urine très fétide. A sa visite, M. Tarnier confirme le diagnostic de rétroversion, avec rétention d'urine; mais il pense qu'il existe, en outre, un abcès périvésical ouvert dans la vessie.

Le pronostic paraissait grave; le pouls était fréquent et petit, sans que la température fût notablement élevée (Temp. 37,6, P. 110), la langue sèche, la soif ardente et l'appétit complètement perdu.

M. Tarnier recommande de pratiquer le cathétérisme quatre ou cinq fois par jour, plus souvent même, s'il est nécessaire, pour ne pas laisser l'urine s'accumuler dans la vessie. Le cathétérisme est pratiqué cinq fois dans la journée; l'odeur de l'urine est toujours fétide. La malade est en même temps placée dans une situation favorable; elle est ordinairement couchée sur le côté et souvent un peu sur le ventre; dans cette position les douleurs sont presques nulles, et la malade la recherche d'elle-même.

Le 25. Cathétérisme deux fois dans la matinée. Injection intra-vésicale d'eau boriquée au dixième. Nouvelle injection le soir: l'odeur de l'urine est déjà moins fétide.

Le 26. Trois cathétérismes dans la journée. Lavage de la vessie, soir et matin: l'urine contient peu de pus. Etat général toujours grave.

Le 27. Cathétérisme. Lavage avec l'eau boriquée. Le soir, l'urine contient du sang, mais presque plus de pus.

Le même traitement est continué les jours suivants.

Le 31. La malade urine seule: la tumeur de l'excavation a disparu, et on trouve à l'hypogastre une tumeur volumineuse divisée en deux parties: une inférieure, placée immédiatement au-dessus du pubis, et une supérieure, déviée du côté gauche. Le col est mou, dirigé en avant et à gauche. En avant du col, on sent un bord épais, dur, paraissant relié à la plaque dure située au-dessus du pubis. Ce serait la trace de l'ancien abcès péri-vésical.

Les jours suivants, la malade urine toute seule; les urines sont tout à fait normales. L'appétit revient peu à peu. L'utérus est tout à fait remonté au-dessus du détroit supérieur.

11 septembre. Ballottement abdominal. Bruits du cœur. La plaque indurée placée derrière le pubis diminue graduellement de volume. L'état général s'améliore rapidement. L'appétit est réapparu.

Cette femme accoucha à terme d'un enfant vivant, du poids de 3,300 gr.

Ainsi, nous voyons un cas d'une gravité tout exceptionnelle, guérir par le fait seul du cathétérisme répété, combiné à la position latérale et ventrale. Il est à croire que si on s'était laissé aller ici à une intervention plus active, si on avait pratiqué des manœuvres, tout ne se serait pas passé si simplement, et l'avortement aurait été une des moindres complications à redouter.

Voici une autre observation dans laquelle le cathétérisme et la position abdominale ont également suffi.

Rétroversion de l'utérus gravide à 4 mois 1/2. Menaces d'avortement. Réduction de la rétroversion. Continuation de la grossesse. (Obs. personnelle.)

La dame B... a eu ses dernières règles, du 23 au 27 septembre 1884.

Elle entre à la Maternité, le 14 mars 1885, présentant tous les symptômes d'une rétroversion, avec menace d'avortement.

Par le palper, il est impossible d'apprécier le fond de l'utérus. Au toucher vaginal, le col est difficilement appréciable. Il est très élevé, et placé derrière la symphyse du pubis; l'orifice du col est entr'ouvert, et laisse pénétrer le bout du doigt.

En arrière, on perçoit une tumeur volumineuse formée par le fond de la matrice: le toucher rectal confirme le diagnostic.

On fait aussitôt prendre à la femme la position abdominale et on pratique le cathétérisme vésical, régulièrement toutes les deux heures, pendant la nuit qui suivit son entrée à la Maternité.

Le lendemain matin la rétroversion était complètement réduite. Cependant, on continua le même traitement encore quelques jours, et la malade quitta le service entièrement guérie.

Nous avons revu la malade le 20 avril; elle est maintenant enceinte de cinq mois et demi environ: la rétroversion ne s'est pas reproduite.

Nous ne saurions trop insister sur ce traitement si simple et si pratique, lorsque nous mettons en parallèle les résultats vraiment fâcheux qui ont suivi des interventions plus actives. En effet, dans le mémoire de Charles, de Liège (1), en analysant les nombreuses observations qui y sont rapportées, nous trouvons que 88 réduction manuelles ou instrumentales ont été suivies *onze fois de l'avortement* par le fait seul de ces manœuvres, c'est-à-dire *une fois sur huit.*

Clément Godson (2) rapporte un cas où, après avoir pratiqué le cathétérisme, il réduisit séance tenante un utérus rétroversé de trois mois et demi, à l'aide de deux doigts de la main gauche introduits dans le rectum, et deux doigts de la main droite introduits dans le vagin. Il réduisit avec peu de difficultés; l'utérus bascula facilement, et cependant, au même moment, le fœtus et le placenta furent violemment expulsés avec le liquide amniotique.

Bunge (3) parmi les 19 femmes à qui, dans la clinique de

(1) Journal de méd. et de chir. de Bruxelles, 1875.

(2) Retrov. of gravid ut. In med. Society's procedings, 1884.

(3) Ueber retroflexio uteri gravidi, et discussion de la Société

A. Martin, on avait fait la réduction manuelle, signale 4 avortements. Bunge termine en recommandant le décubitus latéral, combiné au cathétérisme sur lequel il insiste.

D'après ces faits, nous allons tracer rapidement les règles que l'on devra suivre pour le traitement de la rétroversion de l'utérus gravide, surtout au début.

Et d'abord, dans toute grossese, une attention très grande devra être accordée à la fonction urinaire. Il sera recommandé à la femme de ne pas rester trop longtemps sans uriner, et, si elle éprouve déjà quelques difficultés pour vider complètement la vessie, il sera bon de pratiquer le cathétérisme au moins une fois par jour, pour être bien sûr qu'il ne se fera pas d'accumulation de liquide dans le réservoir.

Si on croyait le déplacement imminent, il faudrait recommander le repos absolu, en engageant la femme à se tenir sur un côté, et le plus possible en pronation, ou mieux, couchée sur le ventre.

En arrivant près d'une malade, si l'on trouve l'utérus en complète rétroversion, le premier soin, avant tout, sera de s'occuper de la rétention d'urine. Si la rétroversion est peu ancienne, si elle est survenue brusquement, ce qui est en faveur de l'absence d'adhérences maintenant l'utérus dans sa mauvaise position ; si le bassin est normal, et la femme enceinte de moins de 4 mois et demi, il est presque assuré que le cathété-

d'obst. et de gynéc. de Berlin. (Berlin Klin. Woch, n° 23, p. 333, 6 juin 1881.

risme répété, combiné avec une position déclive, suffira pour provoquer le retour de l'organe à sa situation normale.

Tel est le traitement qui, depuis plusieurs années, a toujours été employé, et avec succès, par M. le professeur Tarnier à la Maternité. La femme est sondée 4, 5 fois par jour, elle garde le repos au lit, couchée sur le côté, le plus possible en pronation, et souvent aussi sur le ventre.

Tel est aussi le traitement recommandé par Ahlfeld (1). Lorsqu'il existe des phénomènes d'enclavement, dit Ahlfeld, les auteurs recommandent la réduction manuelle. C'est une manœuvre très douloureuse, qui exige souvent la chloroformisation, qui n'est pas inoffensive pour l'embryon, parfois même pour la mère, et qui n'assure nullement un succès durable. Jusqu'ici Ahlfeld n'a jamais vu qu'elle fût indispensable. Dans les quelques 20 cas qu'il a observés, il s'est toujours contenté de faire garder à la femme le décubitus latéro-abdominal. Peu à peu le fond de l'utérus se rapproche du détroit supérieur, et finit par rester au-dessus, quand son volume a encore augmenté. L'auteur recommande très chaudement ce procédé qui lui a réussi, même chez des femmes de la classe laborieuse.

Nous croyons que, lorsque l'état général de la malade le permet, on pourrait également, dans ces cas, de même que nous l'avons indiqué pour l'utérus à l'état de

(1) Ueber den Einfluss der Retroflexio auf die Schwangerschaft, Berlin Klen. Woch, n° 36, p. 510, 6 sept. 1880.

vacuité, faire prendre de temps en temps à la patiente, la position génu-pectorale ou génu-brachiale, en prenant les mêmes précautions que nous avons indiquées plus haut, pour permettre l'accès de l'air dans le vagin. L'action de la pression atmosphérique doit agir en effet, dans les cas d'utérus gravide en rétroversion, avec autant d'influence que lorsque l'utérus se trouve à l'état de vacuité.

Il suffira également ici d'un petit spéculum de Fergusson que même une personne étrangère à la médecine peut introduire le soir pendant quelques instants, alors que la femme se trouve dans la position génu-pectorale.

Une fois le spéculum retiré, la femme se laissera doucement retomber sur le ventre, et restera dans cette position ou sur le côté, le plus longtemps possible.

Il faut, à ce sujet, se rappeler le cas si instructif signalé par le Dr Mundé (1). Nous savons que le Dr Mundé attribue cet heureux résultat, d'une part, à la position qui avait éloigné du petit bassin les viscères abdominaux mobiles et supprimé la pression intra-abdominale, et, d'autre part, à la pression atmosphérique qui, lors de l'entrée de l'air dans le vagin, avait redressé l'utérus, déjà attiré vers l'excavation par la descente des viscères abdominaux. Et nous croyons que ce procédé, indiqué et prôné par tant d'auteurs lorsqu'il s'agit de l'utérus à l'état de vacuité, pourrait avoir la même efficacité dans les cas de rétroversion de l'utérus gravide lorsque, toutefois, la grossesse n'est pas trop avancée ; car alors,

(1) Loc. cit.

dans les bassins normaux, l'utérus peut encore basculer sans être arrêté par le promontoire, à moins cependant que des adhérences ne s'opposent à la réduction.

En résumé, lorsqu'il n'y aura aucune indication formelle d'agir sans retard par des manœuvres manuelles ou instrumentales, ce qui est le fait ordinaire, on se trouvera bien d'essayer quelque temps ce que l'on désigne sous le nom de traitement symptomatique (cathétérisme répété et évacuation du rectum) et que nous croyons devoir considérer comme le véritable traitement de l'utérus gravide, *lorsqu'il se trouve combiné avec une position appropriée.*

CHAPITRE III.

Si, pour un motif quelconque, on s'est décidé à intervenir d'une façon plus énergique, il est de la plus haute importance, pendant les manœuvres de réduction, de donner à la femme une bonne position. Ainsi, le siège étant élevé, la pression exercée sur la matrice par les organes abdominaux n'existe plus, ceux-ci étant sollicités par leur pesanteur propre à descendre du côté du diaphragme.

La pesanteur du fond de l'utérus agira en sens inverse de la position debout, et, si on a soin de faciliter l'entrée de l'air dans le vagin, cette précaution sera d'un grand secours pour faire prendre à l'organe sa situation normale dans la cavité abdominale.

La plupart des auteurs admettent la grande influence d'une position déclive dans les manœuvres, et ce n'est guère que dans le choix de cette position qu'ils varient.

Les uns, comme Godefroy, font prendre à la femme une position où la déclivité est extrême. « La malade est placée sur le bord du lit, la tête et les mains appuyées sur le sol, les cuisses et les jambes reposant seules sur le lit. Dans cette position, l'axe du tronc de la malade fait, en tombant sur la ligne horizontale, un angle droit ou presque droit. Un aide soutient la malade dans cette position en la tenant par les épaules. On laisse la malade quinze à vingt minutes dans cette position, afin de donner aux intestins le temps de se porter vers le diaphragme.

Le reproche que Moreau adresse à la position génu-pectorale s'applique encore mieux à celle-ci. Outre qu'elle exige le concours de plusieurs aides, elle ne saurait être longtemps conservée, et dans la pratique on doit rencontrer bien peu de femmes disposées à s'y soumettre. Cela nous rapproche un peu du procédé employé par les Arabes qui, dit-on, suspendaient la femme la tête en bas, et la faisait balancer quelques instants dans cette position.

Cependant, Godefroy a obtenu différents succès par son procédé, comme le prouvent trois observations rapportées dans la thèse de Godefroy fils.

Différents praticiens, Segretain, Vandorpe, Hunter,

Capuron, Boyer, Cazeaux, etc., font placer la femme sur les genoux et les coudes et obtiennent ainsi un plan plus ou moins incliné; les parois abdominales sont relâchées, les viscères tendent à descendre par la pesanteur. Mais c'est une situation fatigante, et Moreau déclare qu'il a essayé plusieurs fois d'employer cette position, et que toujours il a dû y renoncer « aux premières tentatives de réduction, la compression de l'utérus cause à la femme une douleur énervante, qui brise ses forces, et la fait tomber à plat ventre. »

Cazeaux, cependant, rapporte qu'il a pu deux fois réduire ainsi des rétroflexions qui avaient résisté à tous les autres moyens.

Voici un de ces cas (1):

Une femme grosse de trois mois, atteinte de rétroversion utérine, se trouvait dans le service de M. Aran. Sur l'invitation de ce médecin, Cazeaux essaya d'abord la réduction à l'aide des doigts introduits dans le vagin ; mais n'ayant pu y parvenir après plusieurs tentatives, il eut l'idée de procéder de la manière suivante : il fit placer la malade sur les genoux et sur les coudes, le bassin fortement élevé, et dans cette position, il introduisit la main dans le vagin, manœuvre que cette attitude rendit plus facile. A l'aide de la main ainsi introduite, et secondée, d'ailleurs, par la pesenteur, il parvint facilement à obtenir la réduction et à repousser l'utérus jusqu'au-dessus de l'angle sacro-vertébral, où il fut maintenu.

Depaul (2) a employé cette position avec avantage, et la conseille quand on agit par le rectum.

(1) Acad. de méd., 30 août 1855.

(2) Acad. de méd. de Paris, 1853.

Une observation de Palante (1) montre bien aussi l'influence de cette position.

En voici le résumé :

Rétroversion complète, avec rétention d'urine et de matières fécales. Tentatives infructueuses, la malade étant placée dans la position obstétricale.

La femme est alors placée sur les coudes et les genoux, et le même procédé de réduction (introduction de plusieurs doigts dans le vagin) est alors couronné de succès : le fond de l'utérus est, dans cette position, facilement relevé.

C'est encore à elle qu'est dû le succès dans trois cas très graves rapportés par Godefroy, de Rennes (2), et où la réduction de l'utérus gravide en rétroversion fut des plus faciles, grâce à la position génu-pectorale gardée trois quarts d'heure avant les manœuvres, après avoir au préalable vidé la vessie et le rectum.

La femme peut aussi être couchée à plat ventre, comme on l'a également conseillé, et Hubert (de Louvain) s'est bien trouvé de cette position, ainsi qu'on peut le voir dans un fait rapporté dans le mémoire de Charles (3).

Hubert, dans ce cas, assez grave, où l'utérus était en état de rétroflexion très prononcée, fit coucher d'abord la femme sur son flanc gauche, les cuisses fléchies sur le bassin; puis, il introduisit dans le vagin l'indicateur et le médius droit, et ap-

(1) Ann. de la Société méd. chir. de Lièges, 1846.
(2) Journal des Conn. médico-chirurg., 1840.
(3) Loc. cit.

puyant graduellement sur le fond de la matrice, il l'ébranle et la soulève peu à peu. Mais elle se trouve arrêtée par la saillie du promontoire. Hubert engage alors sa malade à se mettre tout à fait sur le ventre, et dès lors, les deux mêmes doigts, agissant sur les mêmes points, surmontent immédiatement la résistance.

Le décubitus latéral dans les manœuvres de réduction a été recommandé par Chaussier, Evrat, Martin (de Tonneins), Hubert (de Louvain), etc. Le siège doit déborder un peu le lit, les cuisses sont fléchies, la supérieure écartée et soutenue par un aide, le haut da tronc un peu porté en avant, pour que les parois abdominales soient bien rélâchées.

C'est simplement à titre de curiosité que nous signalons l'idée originale de Massart (de Honfleur) (1) qui, se rappelant certaines coutumes des sorciers de Bohême et de Normandie, essaya d'attirer en haut le fond utérin, en pratiquant l'aspiration au moyen d'un vase de nuit (dont l'air intérieur a été réchauffé) appliqué sur le ventre en guise de ventouse. Cette pratique, dit-il, précédée du cathétérisme plusieurs fois répété, et suivie de manœvres de réduction manuelle, fut couronnée de succès. Mais on n'a qu'à lire son observation pour se convaincre facilement que son opération ne fut pour rien dans le succès qu'il obtint.

Les positions multiples que nous venons de passer en revue peuvent trouver des indications lorsqu'on s'est décidé, pour une raison quelconque, à agir par des manœuvres manuelles ou autres.

(1) Mouvement médical, 1877.

La position sur les genoux et sur les coudes nous paraît de beaucoup la meilleure, surtout dans les cas difficiles. Cependant, comme elle est assez fatigante, si la femme ne pouvait la garder assez longtemps, le décubitus latéral nous paraît devoir le mieux remplir toutes les indications. « La position sur le côté, dit Charles, admet parfaitement l'anesthésie, ne demande guère d'aide, permet au fond de l'utérus de s'incliner vers une des symphyses iliaques, et est évidemmment une des plus simples et des plus avantageuses. » Nous nous rallions entièrement à cette opinion.

CONCLUSIONS.

La direction de l'utérus normal varie suivant l'état de plénitude ou de vacuité de la vessie et du rectum : elle peut aussi varier lorsque, par diverses positions, on donne au bassin une inclinaison plus ou moins prononcée. Ces changements sont néanmoins assez limités, grâce aux nombreux et puissants moyens d'union qui maintiennent l'organe et ne lui permettent que des déviations peu prononcées et passagères.

Envisagée au point de vue du traitement de la rétroversion et de la rétroflexion, l'influence de la position de la femme varie selon que l'utérus est en état de vacuité ou de grossesse.

A. *Utérus non gravide.* — Dans la rétroversion de l'utérus non gravide, la position génu-pectorale et génu-brachiale est celle qui favorise le mieux le redressement de l'organe, lorsque les adhérences n'immobilisent pas l'utérus dans sa mauvaise position.

Ce résultat est produit par plusieurs causes :

1° Par le renversement de l'action de la pesanteur : le fond de l'utérus se trouve, par le fait de la pesanteur, poussé en haut et en avant, et tend à se défléchir.

2° En supprimant la pression des viscères abdominaux sur le fond de l'utérus rétrofléchi.

3° En facilitant l'introduction de l'air dans le vagin ; aux deux causes déjà signalées, s'ajoute un troisième facteur qui ne paraît pas moins puissant : l'action de la pression atmosphérique externe.

Aussi la position génu-pectorale ou génu-brachiale, répétée soir et matin, a pu suffire seule pour améliorer ou guérir. Elle est au moins un adjuvant utile pour la réduction par les manœuvres diverses.

Si l'utérus est fixé par des adhérences, il est encore possible, par ce même traitement, longtemps continué, de mobiliser peu à peu l'organe, en provoquant le relâchement des adhérences : l'utérus cèdera alors d'autant plus facilement aux autres tentatives de redressement.

B. *Utérus gravide*. — Dans la rétroversion de l'utérus gravide, la position est secondaire. Le cathétérisme vésical, fréquemment répété, est la principale indication dans la majorité des cas. Il faut cependant le combiner avec la position abdominale ou latéro-abdominale.

Si l'on est obligé d'intervenir plus activement, le décubitus latéral doit être choisi pendant les manœuvres de réduction, lorsque, toutefois, la position sur les genoux et les coudes ne peut être supportée.

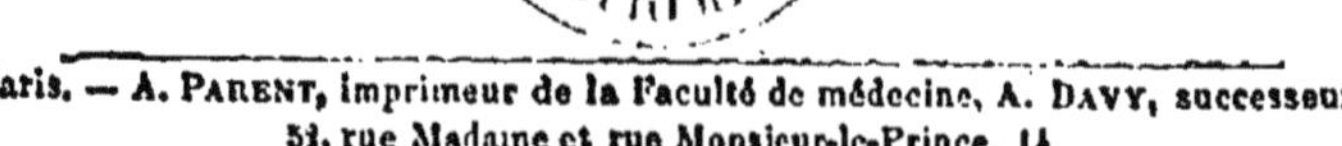

Paris. — A. PARENT, imprimeur de la Faculté de médecine, A. DAVY, successeur, 52, rue Madame et rue Monsieur-le-Prince, 14.

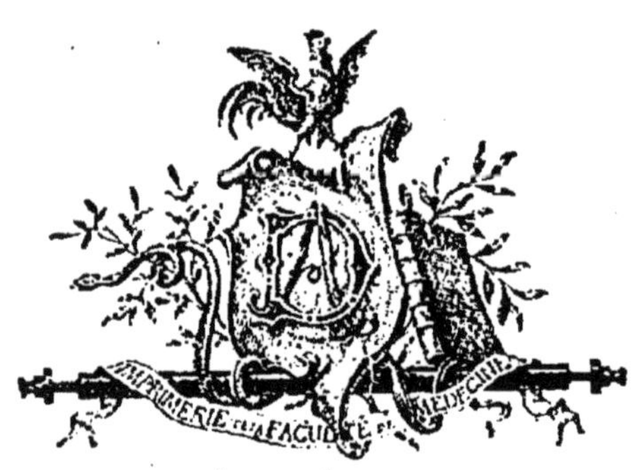
IMPRIMERIE

BIBLIOTHEQUE NATIONALE DE FRANCE
3 7531 00949874 3

www.ingramcontent.com/pod-product-compliance
Ingram Content Group UK Ltd.
Pitfield, Milton Keynes, MK11 3LW, UK
UKHW021007200726
13857UKWH00004B/1333

9 782013 551465